AF357274

NOUVELLES OBSERVATIONS

SUR

LES NAISSANCES

TARDIVES;

Par M. LE BAS, Maître en Chirurgie, Censeur Royal, &c.

SUIVIES d'une Consultation de célébres Médecins & Chirurgiens de Paris.

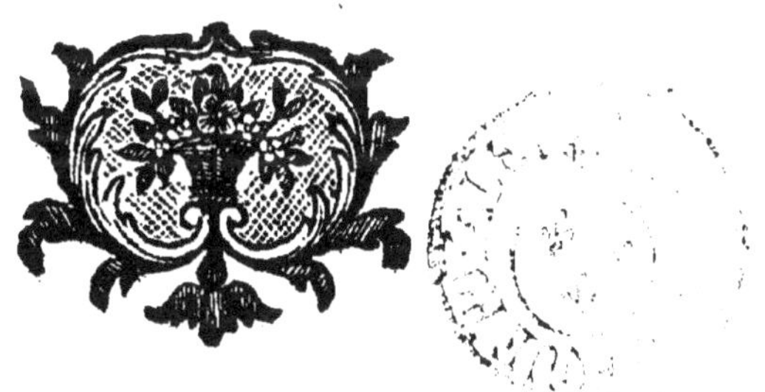

A PARIS,

Chez DELALAIN, Libraire, rue Saint Jacques.

M. DCC. LXV.

NOUVELLES
OBSERVATIONS
SUR LA POSSIBILITÉ
DES NAISSANCES TARDIVES.

'AFFAIRE que j'ai entrepris de traiter eſt trop importante, pour me permettre de ſortir des bornes que ſa gravité me preſcrit.

Mon Adverſaire ne trouvera point dans cette Réplique de ſarcaſmes qui puiſſent l'aigrir ; ni mes Lecteurs, de plaiſanteries propres à diſtraire de l'objet qui ſeul mérite leur attention.

Des injures ne ſont pas des raiſons. Dans une queſtion ſérieuſe & importante , les attaques perſonnelles ne font

A

point d'honneur à l'esprit de l'Ecrivain, & ne servent qu'à annoncer la foiblesse de la cause qu'il prétend défendre.

En conséquence, je ne crois pas devoir répondre à toutes les jolies choses que mon Adversaire entasse sur les faits prodigieux que j'ai rapportés. Ces gentillesses, bonnes à faire rire les Lecteurs indifférens, pourroient être cruellement rétorquées ; mais elles sont étrangeres à l'affaire présente : ce qui ne l'est pas, c'est la proposition que j'ai voulu établir par ces faits extraordinaires. Mon intention a été de prouver, & je crois y avoir réussi, que la forme des êtres vivans s'écartoit des loix générales de la Nature, puisqu'il y en naît de monstrueux, & qu'il pouvoit en être de même du terme de la grossesse. Si quelque chose, en effet, devoit se concilier avec les loix de la Nature, ce seroit plutôt la forme que le tems : or, si la forme n'est pas immuable, comme il est démontré par les monstruosités, à plus forte raison, le tems ne le fera pas, & le terme de la groſſeſſe ſera indéterminé ; ce qu'il y a de moins important pour l'humanité.

Car il ſera indifférent à un homme d'être né à 7. 8. 9. 10. 12. 15. mois ou plus, de groſſeſſe, pourvû qu'il ſoit bien conformé ; mais il n'en eſt pas de même pour celui qui naîtra ayant une partie, eſſentiellement utile, défectueuſe.

Je dois fixer les yeux de la Juriſprudence. Le clinquant que jette ſur un écrit dénué de preuves juſtificatives, la ſubtilité d'une plume ſéduiſante, ne pouvant s'allier avec l'évidence, ne lui en impoſeroit certainement point. Je trouverois ma honte dans un auſſi méchant moyen, qui ſouvent eſt l'écueil de la bonne-foi.

Les Magiſtrats exigent des faits & des autorités non ſuſpectes : c'eſt à nous de les fournir.

» Ou il y a un terme préfix pour la » naiſſance des enfans, ou il n'y en a pas ; » point de milieu, dit-on.

A ij

M. Louis foutient qu'il y en a un : je foutiens, au contraire, que la marche de la groffeffe n'eft pas mefurée de maniere à n'être ni accelerée, ni rallentie.

Ou les raifons qu'il donne pour appuyer fon opinion prévalent aux faits & aux autorités que je rapporte, ou mes faits & mes autorités détruifent fes raifons.

» De fon aveu*, les faits ayant été » expofés de part & d'autre, les perfon- » nes en état de les comparer peuvent » juger de quel côté font la vérité & le » bon droit.

Je vais travailler à démontrer qu'il m'appartient.

Cet Ouvrage fe divifera en quatre Parties.

Les réponfes que je dois en général à fes objections, feront renfermées dans la premiere.

La feconde comprendra celles que je fais aux argumens qui lui femblent de la plus grande force.

---

* Page 4. de fon Supplément.

Je rapporterai, en troisiéme lieu, les différens fentimens des Auteurs qui ont écrit fur cette matiere.

Enfin je citerai les Arrêts des Tribunaux qui confirment l'opinion que j'ai adoptée.

PREMIERE PARTIE.

Mon Adverfaire prétend, pages 10. & 11. de fa Confultation, 8. & 9. de fon Supplément, » que les Loix de la Nature, » fur le terme de la geftation, font conf- » tantes & immuables ; que tous les Na- » turaliftes, depuis Ariftote, conviennent » de cette vérité, à l'égard des ani- » maux.

Si l'on entend par cette propofition que l'ouvrage de la Nature eft conftamment & immuablement le même, quant à la méchanique, pour la nutrition, l'accroiffement & la fortie des corps qui font contenus dans la matrice, nous ferons bientôt d'accord : fi l'on regarde la perfection de cet œuvre comme une tâche que la Nature remplit conftamment

& immuablement à un terme préfix, fans que rien l'empêche d'être avancée ou retardée, notre difpute n'eft pas finie.

1°. M. Louis ne peut prouver qu'il n'y ait une infinité de caufes particulieres qui dérangent l'opération de la Nature, & s'oppofent à ce que les réfultats foient les mêmes; objet fur lequel peut-être je me fuis trop étendu.

2°. Cette prétendue vérité à l'égard des animaux, eft anéantie par les propres paroles d'Ariftote ; & M. Louis en convient lui-même, pages 19 & 20. de fon Supplément. Voici fes expreffions. » Ariftote dit que les œufs éclofent plutôt » l'été que l'hiver ; que pour les poulets, » c'eft l'ouvrage de 22 jours en été, & » qu'en hiver cela va quelquefois à 25. (a)

(a) La Note qui fe lit à la 20ᵉ page du Supplément, eft de trop pour ceux qui entendent le latin, & ne peut que furprendre la crédulité de ceux qui ignorent cette Langue. Les premiers conçoivent par ce paffage, *aves excludunt celeriùs œftate quàm hyeme*, que cette opération fe fait toujours *ope caloris in ova incubata*. La

» La poule, en quittant les œufs qu'el-
» le couve, continue-t'il, page 23. de
» fon Supplément, retarde le progrès de
» la formation des parties ; cela eft dé-
» montré «!

Il s'enfuit de cette démonftration, à
la verité, que dans de certaines circonftances, la maturité du poulet doit être
retardée.

» Les variations dans le tems qui peut
» les faire éclore, dépendent de cette
» caufe à laquelle le fœtus humain n'eft
» pas expofé. La mere lui conferve une
» chaleur douce & conftante : il fe forme,
» croît & fe développe dans fon fein. Ce
font fes propres paroles *.

La douce & conftante chaleur que la
mere conferve au fœtus humain n'eft pas

---

valeur de cette remarque a lieu tant pour la couvée des
poules , que pour celle des volatiles généralement.
L'intelligence du texte Grec, qui n'eft pas plus requife
que celle du texte Latin , pour bien écrire le François,
auroit cependant épargné à M. Louis cette glofe, qui eft
moins fçavante qu'injurieufe.

* Pag. 23. & 24. du Supp.   A iv

toujours égale : autrement , il faudroit fuppofer que la groffeffe mît à l'abri de toutes maladies ; ce qui feroit abfurde.

On fçait d'ailleurs d'expérience que tous les œufs que la même poule a conf-tamment & également couvés, fans les quitter, ne fortent pas indifféremment de la coque, au même inftant, ni le même jour.

A quoi peut-on, en ce cas, attribuer la précocité des uns & la lenteur des autres à éclore, fi ce n'eft à la meilleure difpofi-tion à fe développer, s'accroître & fe per-fectionner, que renferment les germes des premiers, & à la foibleffe de ceux des derniers qui les empêche de fe prêter auffi rapidement que ceux-ci, à ces opé-rations ?

On m'objectera peut-être que les œufs éloignés du centre de la poule, ont reçu moins de chaleur de la mere que les autres.

Je réponds que cette variété conclut en faveur des accouchement retardés, puif que la lenteur des derniers à éclore, qui ne peut venir, comme on le suppose, que de ce que la chaleur de la circonférence a été moins grande, a cependant été suffisante pour rendre féconds, mais plus tard, les œufs qui auroient été inféconds sans son secours.

Il est donc possible que les germes d'un vieux coq, même d'un jeune, transmis aux ovaires d'une poule, après des services réitérés, soient moins énergiques que ceux qu'il aura fournis en commençant son exercice. Cela posé, les uns auront plus d'aptitude pour le développement de leurs parties, pour la nutrition, l'accroissement & la perfection nécessaires à la sortie des poulets qui en naîtront au terme le plus ordinaire, & les autres beaucoup moins. De quelles autres causes, *à pari*, pourra-t'on mieux tirer, dans de certains cas, la raison physique des accouchemens avancés ou retardés ?

Il faut, persiste M. Louis, neuf mois au fœtus pour parvenir à la maturité nécessaire, comme au poulet vingt & un jours.

La comparaison a lieu pour le général, mais est infirmée pour le particulier par la réalité des accouchemens d'enfans vivans, avant le terme de neuf mois, & par ma réponse à la troisiéme objection, qui prouve évidemment la différence de l'incubation, quant aux termes de la sortie des poulets.

La caducité de ces hypothèses se tire encore de la force du germe d'un homme vigoureux, qui, à cet égard, pourra plus promptement se développer, s'accroître & naître parfaitement organisé aux termes de 7 & de 8 mois, qu'un autre provenant du dernier effort d'un homme débile, infirme & décrépit, lequel auroit été même en pure perte, si la matrice dans laquelle il a été déposé n'eût été bien constituée & ne lui eût conservé une chaleur douce & constante & proportionnée à sa délicatesse.

On s'assurera enfin, sans qu'il reste

le moindre doute , de la nullité de cette comparaifon, lorfqu'on aura fait attention qu'il y a des maladies propres à l'œuf d'où vient l'embrion , qui peuvent conféquemment retarder le développement de fes parties; qu'il y en a de propres au fœtus qui s'oppofent à fon accroiffement le plus communément établi ; que l'enfant, vers les derniers tems de la groffeffe, n'en eft pas plus exempt, & qu'à cet égard, fa perfection doit être rallentie contre le vœu de la Nature; qu'il en eft, enfin , de propres au placenta lui-même, d'où l'on peut déduire les raifons du prolongement de la geftation; fans confidérer les maladies particulieres à la matrice, ni celles de la mere , qui peuvent influer fur cet organe , & dont nous parlerons dans la fuite. Mais l'œuf de la poule eft exempt de tous ces accidens; la regle d'ailleurs n'étant point invariable pour le poulet, puifque il eft démontré que la formation du poulet eft, dans certaines circonftances , prolongée au-delà du terme de 21 jours ; il s'enfuit que la conclusion qu'on en tire pour la naissance du fœtus humain à un terme déterminé, est de toute nullité.

« M. Louis veut que la cause agisse » constamment pour le développement » du fœtus humain, comme pour l'œuf, » dans l'incubation artificielle. « Nous lui faisons remarquer que quoique la chaleur soit égale dans l'incubation artificielle, les poulets n'éclosent pas tous au même instant dans le 21 jour.

D'ailleurs, la chaleur de la matrice étant plus grande qu'elle ne l'est ordinairement, mais toutefois proportionnée à la force du germe viril, elle développera plutôt les parties de l'œuf, & le fœtus parviendra en moins de tems qu'il n'arrive ordinairement, au degré de perfection qui lui est nécessaire, supposition faite qu'il ne manque pas de la nourriture propre à cette prompte expédition. Ainsi il se fera des accouchemens à 7 & 8 mois, comme l'expérience le prouve.

Il eſt encore aiſé de ſentir la nullité de cette comparaiſon, après avoir conſidéré que la ſortie du poulet ne précede jamais le terme de 21 jours, & que les accouchemens prématurés ſont de toute évidence.

» Dans l'incubation naturelle, les cauſes ſont variables ; les effets peuvent l'être, & ils le ſont néceſſairement à proportion de l'action qui opere la formation du poulet.

De même, dans la groſſeſſe, les cauſes ſont variables ; les effets peuvent l'être, & ils le ſont néceſſairement à proportion des différens dégrés de la chaleur maternelle, comparée à celle de la poule, & de la bonne ou mauvaiſe qualité du germe viril confié à la matrice, & d'une infinité d'autres événemens particuliers.

On a beau conclure que le texte d'Ariſtote que j'ai objecté ne prouve rien !

La concluſion tombe d'elle-même, ſitôt que le texte d'Ariſtote eſt, comme on vient de le voir , déduit du raiſonnement & de l'expérience.

Il reſte encore une objeƈtion épuiſée ,
à laquelle je ne veux cependant pas refuſer ma réponſe.

» Ceux , dit mon Adverſaire , qui ar
» gumentent de la variété qu'il y a dans
» le terme de la maturité des fruits , ne
» veulent pas faire attention qu'elle eſt
» dépendante de l'influence de cauſes
» extérieures fort variables. »

Mais cette variété ne peut être méconnue pour un effet auquel la Nature
ſera obligée de céder, qui peut d'ailleurs à ſon gré , & ſans ceſſer d'être
uniforme, déroger à ſes droits, par l'aƈtion
viƈtorieuſe des cauſes externes toujours &
conſtamment dépendantes d'elle-même ;
à moins qu'on n'ait des obſervations, par
exemple , de l'influence de l'air froid ou
chaud , ſec ou humide, ſur un territoire
bon ou mauvais; d'où réſultent des variérés qui puiſſent être attribuées à un autre
agent que la Nature.

Je ne nie donc point que tout ne foit harmoniquement réglé dans la Nature, & cette harmonie fe déduit de .l'influence des élémens, à laquelle elle foumet fes opérations. Dans les climats chauds , la récolte eft plus abondante qu'elle ne l'eft dans le tempérés & dans les Pays Septentrionaux, où fa médiocrité eft conforme à la température du fol.

Si par un événement extérieur & extraordinaire en même tems , une chaleur égale à celle des Pays Méridionaux influe fur les Pays tempérés , pendant la faifon dans laquelle elle peut être favorable, l'abondance & la maturité précoce des fruits, fera la même que dans les climats où cette chaleur eft ordinaire; il arrivera le contraire fi le froid du Nord influe *vice verfâ* fur les mêmes régions. On ne peut nier ces hypothèfes, qui s'éloignent cependant de l'ordre le plus commun de la Nature.

» Les défordres apparents feront , » ajoute mon Adverfaire, toujours fui-

» vant les régles dont l'action eſt conſ-
» tante & uniforme. »

Nous ſçavons que ces variétés ne changeront rien intrinſéquement à la conſtance
& à l'immutabilité des régles établies
par la nature pour ſes opérations; que
l'action du froid, par exemple, ne ſera pas
la même que celle de la chaleur, & qu'il
ne réſultera pas de la chaleur les mêmes
effets que ceux que le froid occaſionne
néceſſairement & immuablement.

On ne peut nier les accidens qui
s'oppoſent à l'uniformité des productions de la Nature ; ils ſont connus,
leur connoiſſance ſe tire de leur variété
qui conduit à celle des cauſes que l'on ne
doit pas ignorer, lorſqu'on prétend établir un ſyſtême imaginé pour les détruire.

Mon Adverſaire eſt-il en droit de regarder toutes ces comparaiſons comme
étrangeres à notre queſtion , & de dire
qu'elles n'empêchent pas que les loix de
la Nature ne ſoient conſtantes & immuables

bles pour le terme préfix de la naiſſance de l'homme & des animaux. Pourquoi les rapporte-t-il , s'il n'ont aucune analogie avec le vœu de la Nature ? On ne doit jamais prévenir les objections que l'on regarde comme de nulle valeur.

Il eſt évident que les loix de la Nature ſont conſtantes & immuables pour la naiſſance de l'homme & celle des animaux , quant à l'action ; mais des événemens en dérangent le terme. Toutes les comparaiſons qui viennent d'être rapportées ſont relatives à notre ſujet , puiſqu'elles ſont puiſées dans l'immenſité de ſes opérations. Or , comme mon Adverſaire avoue qu'il ignore la conſtante uniformité des loix de la Nature,il nous paroît étrange qu'il eſſaye ſes argumens ſur cette matiere.

C'eſt prétendre à un deſpotiſme contre-indiqué par la Nature , que de rejetter les autorités des Obſervateurs. Elles levent nos doutes , & éclairciſſent les difficultés qui ſe préſentent. On apprendra donc , avec ſatisfaction , que parmi les Elé-

B

phants, qui portent ordinairement deux ans, il s'en eſt trouvé qui ont mis bas à 16 & à 18 mois de geſtation. *Ita Eléphantes decimo ſexto etiam & decimo octavo menſe naſci Authores obſervârunt.* *

Ariſtote, avant cet Auteur, avoit fait de ſemblables remarques ſur d'autres animaux. Je ne repeterai pas ce que j'ai rapporté, & ce qu'il dit des volatiles, page 23 de ma Diſſertation. J'ajouterai ſeulement que ce Philoſophe a obſervé qu'une chienne avoit eu trois portées ; la premiere à deux mois de plénitude, la ſeconde à deux mois & demi, & la troiſiéme à trois mois ; qu'il conſidere comme une choſe digne de remarque que les petits nés au premier de ces termes avoient les yeux fermés pendant quelques jours, que ceux du ſecond les avoient ouverts avant ceux-ci, & qu'au contraire, ceux de la troiſiéme portée étoient ſortis du ventre de la mere les yeux ouverts.

La traduction de la Note qui ſe lit à la

---

* Joan. Matthæus, Quæſt. Med. 29. pag. 110.

page 6e de ma Diſſertation trouve ici fort à propos ſa place.

« * Une chévre, ſuivant le calcul du pâtre » auquel la garde de cette bête étoit con- » fiée , devoit mettre bas au commence- » ment du Carême. Elle porta , cepen- » dant , juſqu'à la fin de la quarantaine ; » conſéquemment ſix ſemaines plus tard » qu'elle ne l'auroit dû , en conſidérant » le terme otdinaire de la geſtation dés » animaux de cette eſpece. »

En voilà ſuffiſamment pour déranger les batteries de mon Adverſaire qui auroit dû donner quélqu'attention au dernier fait, & eſſayer de le détruire dans ſon Supplé- ment, au lieu de s'efforcer de nous incul- quer ſa profonde connoiſſance ſur l'immu- tabilité qu'il prête au terme de la naiſſance des animaux , ſans la prouver. Pour tran- cher ſur cette matiere , nous nous en tien- drons à ce que dit Ariſtote ſur la variété du terme de l'incubation , & Heiſter avec ce premier des Naturaliſtes , ſur celui de la naiſſance des animaux.

---

* Jean-Gerard Wagner , d'après Heiſter.

Il est clair , par ce qui vient d'être dit , qu'Aristote n'a pas considéré comme une régle sans exception , la constante uniformité de l'incubation dans les volatiles , ni de la gestation des brutes , quant au terme.

On ne peut suggérer un sentiment différent de celui d'Aristote à Heister , après avoir été instruit de ce qu'il a attentivement remarqué.

Monsieur de Buffon lui-même admet une très-légere variation dans le terme de la gestation de ces animaux.

Mon Adversaire n'a donc pas saisi sur cet article l'esprit des Philosophes dignes de la plus grande considération. Voyons s'il a été plus heureux à les expliquer sur le terme de la gestation des femmes.

Il faut, cependant, avant que de perdre Aristote de vue , consommer l'affaire qui l'intéresse avec Monsieur Louis. « Si » j'ai rapporté en ma faveur, dit-il, le » sentiment d'Aristote , je suis trop répré » hensible.

Quelle occupation M. Louis donne-t-il à Ariftote? celle de calculer avec Hippocrate le terme qui détermine la fortie des enfans. Or, Hippocrate dit que le plus court eft de 182 jours, où de fix mois entiers & complets, & le plus long de dix mois.

D'après le calcul d'Ariftote, calcul que mon Adverfaire impute à une fauffe interprétation que ce Philofophe a faite du fentiment d'Hippocrate, n'ai-je pas lieu de conclure que mon Adverfaire reconnoît une parfaite uniformité entre l'opinion d'Ariftote & celle d'Hippocrate; ce qui eft cependant oppofé au texte d'Ariftote que je n'ai rapporté qu'en cette confidération. C'eft cette même confidération qui m'a engagé à lui mettre devant les yeux le texte d'Hippocrate, qui donne plus d'étendue au terme de la groffeffe, qu'il ne lui en plaît d'en accorder, & bien moins qu'Ariftote n'en reconnoît. Son adreffe à rapprocher d'une opinion qu'il adopte celle d'un Auteur grave qui la détruit, & qui d'ailleurs

B iij

est très-éloigné de celle d'Hippocrate avec laquelle il vouloit furtivemenr l'allier , méritoit bien que je la dévoilaffe. C'eft uniquement fur cette fubtilité que tombe ma réflexion.

Monfieur Louis , après avoir prévenu qu'il a affez rapporté , à fon avis, de rai-fons & d'autorités, d'obfervations même , après lefquelles nous courons dans fes ou-vrages fans les rencontrer , pour mettre hors de toutes conteftations l'invariabilité du terme de la naiffance des enfans , fait un nouvel effort pour prévenir toutes les difficultés qui pourroient s'élever à ce fu-jet , & dit, page 32 de fon Mémoire : » M. » de Buffon avance qu'on ne fçait pas » trop ce qui peut obliger le fœtus à for- » tir de la matrice. Cette incertitude , » ajoute-t-il , fournit un argument en fa- » veur de l'ordre conftant & immuable » qui néceffite cette opération au terme » ordinaire. »

Tout autre que Monfieur Louis eût-il jamais confidéré l'ignorance de la poffibilité d'une opération, comme fa certitude, & une conclufion qu'on pût tirer en faveur de l'ordre conftant & immuable de la néceffité de l'accouchement à un terme préfix ? Ce dégré d'erreur ne peut être capable de donner atteinte à une opinion folidement établie. On voit clairement que j'ai repréfenté fans dol ni fupercherie l'opinion dont il faifoit gratuitement les honneurs à M. de Buffon. Ce n'eft pas, en effet, tromper le Lecteur, que d'expofer fidélement le commentaire que M. Louis fait *ad libitum* d'un Auteur.

Ainfi, j'ai bien développé l'intention qu'il a eue, lorfqu'il a cité Monfieur de Buffon ; j'ai faifi fon efprit à l'inftant qu'il a pris l'aveu de ce fçavant Naturalifte fur l'incertitude de la caufe déterminante de l'accouchement, pour un argument qui favorife l'ordre prétendu conftant & immuable qu'il vouloit établir d'autorité pour le terme le plus ordinaire, qui eft de neuf mois.

Je n'ai donc pas eu tort de lui repréfenter que Monfieur de Buffon le contredit en admettant 24 jours au-delà de 9 mois complets pour l'accouchement.

Il n'eft donc pas aujourd'hui en droit de préfumer tirer un avantage décidé pour le terme conftant & immuable de l'accouche-ment à 9 mois, du défaut de connoiffance qui oblige le fœtus à fortir de la matrice à 9 mois & 24 jours de plus, qui font les termes que M. de Buffon reconnoît pour être au vœu de la Nature.

» Mais me voilà hors de cour & de pro-» cès, parce que je défends une caufe où il » s'agit d'une naiffance arrivée au-delà du » onziéme mois, & que je m'autorife du » fentiment d'Hippocrate pour donner » mes moyens de défenfe.

Monfieur Louis, en profond calcula-teur, fixe le tems de la conception aux jours qui précéderent ceux où la maladie de Charles commença.

Il trouvera bon que je lui dife que fa régle de calcul fera déplacée, jufqu'à ce qu'il ait démontré qu'un homme âgé, scorbutique ; poitrinaire, eft inhabile à la génération, *hoc opus.*

Je me crois difpenfé de faire une ample differtation pour me difculper de l'imputation qu'il me fait de m'autorifer du paffage d'Hippocrate, paffage qui n'a eu lieu dans cet endroit de mon premier écrit, que pour infirmer le dégré de comparaifon avec celui d'Ariftote que M. Louis hafardoit avec trop de confiance.

Quoique brillant en ce genre *, fon Commentaire fur le Chapitre de Zacchias n'a pas eu plus de fuccès.

Après avoir établi, page 13 de fon Mémoire, l'égalité immuable du terme de la geftation dans toute la Nature, & avoir dit que ce font des faits conftans & avérés, mon Adverfaire donne quelques louanges à Zacchias, parce qu'il a folidement, felon lui, réfuté les raifons qui

---

* M. Louis s'eft fait un mérite auprès des héritiers collateraux de Charles, de l'écrit de M. Bouvard, dont il n'a été que le Commentateur diffus.

avoient fait paſſer pour axiome le ſentiment d'Ariſtote. En Ecrivain adroit, il finit cet article par faire autoriſer, du même Auteur, ſon opinion ſur l'immutabilité des loix de la Nature qu'il a fixées à neuf mois incluſivement. Tout accouchement qui ne vient pas, dit-il page 15 de ſon Mémoire, dans le terme qu'elles preſcrivent, eſt, ſelon Zacchias, contre l'ordre de la Nature ; enfin il met dans tout ſon jour, à la page ſuivante, qu'un pléonaſme équivoque ne lui coûte rien, quand il s'agit de ſurprendre le ſuffrage du Lecteur, prenant pour deviſe : *dolus an virtus, quis in hoſte requirat.*

Il fait plus, il tente de tirer parti des Auteurs ſur les contradictions deſquels il parle : il y trouve ſa défenſe, en cas de diſpute. On voit, par ſes propres expreſſions, qu'il ſe les rend trop favorables pour éviter d'être contredit.

Nous ne voyons pas ſans étonnement qu'il nous refuſe ſa réponſe aux objections que je lui fais d'après Alberti.

Un Ecrivain qui ne cherche qu'à dire la vérité, exclut prudemment de l'article qui comprend ses raisons défensives, toute doctrine contradictoire à la sienne. Il se rapproche singulierement de la puérilité lorsqu'il donne, dans ses productions, place à des traits ridicules.

Une éducation honnête lui suffit aussi pour ne pas diffamer ses Ecrits par de fades plaisanteries.

Quand Mauriceau, quand l'Evêque d'Avranches ont joué sur le nom de leurs Adversaires, ils ont fait des platitudes. Ces railleries n'ont point établi leur célébrité ni leur mérite. Elles n'annoncent que peu d'honnêteté dans un homme qui n'a d'avantageux que le nom que ses peres lui ont donné, & c'est une sottise que de croire, par une si mince qualité, se faire une réputation au préjudice d'un autre dont le nom frappe l'oreille avec moins d'éclat.

J'ai répondu, si je ne me trompe, à toutes les fausses imputations que M. Louis hazarde contre moi, à moins qu'on ne veuille me charger, comme il le prétend injuſtement, des fautes d'impreſſion dont j'ai le même droit que lui de me relever.

Il eſt queſtion, à préſent, de diſcuter l'affaire des accouchemens, ſans faire de diverſion. Voilà mon objet le plus preſſant, eſſayons de le remplir.

Monſieur Louis ne fait que répéter que le terme de la geſtation des femmes eſt fixé par la nature ſtrictement à 9 mois. S'il entendoit par les loix de la Nature que le terme de 9 mois, eſt celui qu'elle ſuit le plus, nous ſerions bientôt d'accord. Mais il admet ce terme comme abſolu ; tout autre terme endeçà ou au delà de ces limites, eſt, ſelon lui, contre l'intention de la Nature, (& il nous importe peu pourvu que l'enfant ſoit vivant & bien conformé ;) cependant mon Adverſaire avoue qu'il n'eſt fondé que ſur des conjectures.

Doit-on l'écouter, & adhérer par crainte, à l'exemple de quelques-uns de ſes conſultants, ou par bonté, comme quelques autres, à ſon opinion ?

La complaisance ne doit point avoir lieu dans les affaires de cette importance ; c'est toujours l'effet de la foiblesse de celui qui soufcrit, ou de son défaut de connoissance.

Pour convaincre mes Lecteurs de la vérité de mon opinion, je vais passer à la physiologie de ma Thèse.

Un simple exposé, de courtes réflexions, mais démonstratives, satisferont à toutes les objections de mon Adverfaire. *Multa paucis.*

SECONDE PARTIE.

JE réponds à l'argument qui paroît de la plus grande force à M. Louis. » Le Fœtus, » dit-il pag. 27 du Supplément , ne peut » vivre dans la matrice au-delà du terme » de neuf mois.

» 1°. Parceque les fources de la nourri-» ture fe tariffent alors.

» 2°. Parce qu'il deviendroit d'un volu-» me trop difproportioné à la dilatabilité » des parties qui doivent lui livrer paffage ; » ce qu'il eft aifé de conclure de la con-» noiffance des proportions des accroiffe-» mens fucceffifs régulierement & conftam-» ment plus grands vers les derniers tems «.

Pour nous mettre hors d'état de ré-pliquer à la premiere raifon qu'il donne. de la néceffité que le fœtus a de for-tir à neuf mois préfix , il eft engagé d'éta-blir un Syftême qui prouve indubitablement que les fources d'où l'enfant tire fa nourriture font alors taries. Or la méchanique de l'entretien de la vie, & de l'accroiffement du fœtus à la faveur des fucs nourriciers, n'eft pas encore éclaircie de maniere à lever tous les doutes qu'on peut avoir fur cet objet. Son incertitude eft égale à celle de la conception qui jufqu'à préfent a été fyftématique.

En effet, la plûpart des Anciens reconnoiffoient le fang menftruel de la mere pour caufe de la nourriture du fœtus: cette opinion trouva dans la fuite des partifans.

Ils fe fondoient fur ce que les régles font ordinairement fupprimées pendant la groffeffe, & le tems que la mere ou la nourrice allaitent l'enfant. Lorfque cet écoulement périodique reparoît dans les climats où les femmes font réglées, tandis qu'elles font occupées à nourrir, les parties prépofées pour la génération deviennent plus propres à cette fonction ; le retour de l'ordre naturel eft même regardé par quelques Praticiens comme le figne préparatoire d'une conception pro-chaine ; cette caufe ne peut avoir lieu chez les Groenlandois pour la nutrition de l'enfant, comme on l'a vu dans mon premier Ecrit.

D'autres ont imaginé avoir trouvé cette fource alimentaire dans le fuc laiteux.

Il y a des Auteurs qui regardent la communication des vaiffeaux de la matrice avec ceux de l'ombilic comme une vraie chimere.

On a vu s'élever des Phyficiens, qui pour être les médiateurs de ces difputes, ont prétendu que le fang de la mere pour la nourriture du fœtus, fouffroit une altération qui le rendoit propre à cette fonction.

Plufieurs Obfervateurs ont crû avoir découvert d'autres routes par lefquelles la liqueur nourriciere fe portoit de la mere au fœtus.

Quelques-uns ont allié le fentiment de ceux qui admettent pour moyen de la nourriture de l'enfant, la veine ombilicale

cale , avec l'opinion qu'ils ont de la pro-
priété de la bouche du fœtus pour ce méchanifme : d'autres l'ont reconnu dans le
Thymus; d'autres dans les pores réforbants.

Drelincourt confidere la liqueur de
l'œuf détaché des ovaires & parvenu
dans la matrice, où il eft fixé pendant le
tems de la groffeffe, comme le fuc propre à l'entretenir, jufqu'à ce que les parties qu'il contient fe foient développées.

Dionis, Livre 1. Chapitre 95. penfe que
l'œuf étant tombé dans la matrice, commence par jetter des filaments, qui parviennent infenfiblement à la fubftance de
ce vifcere, la pénetrent & en reçoivent,
lorfque cette opération eft confommée,
un fang qui lui fert de nourriture, augmente fon volume, & développe enfin
ce qu'il contient.

Harvée, dans fon Traité de la Génération des Animaux, pag. 379. eft partifan
de la liqueur de l'amnios : il croit qu'une
partie des eaux dans lefquelles nage l'embryon étant pompée par la veine ombili-

cale , fert à développer & à augmenter fes principes; que ce qui refte de ce liquide eft pris enfuite par la bouche , delà tranfmis à l'eftomac comme un autre aliment fluide tel que le lait , qu'il paffe enfin par les veines lactées , fe filtre dans les glandes du Mefentere , parvient au réfervoir Pecquet , eft porté dans le canal Thorachique, confécutivement dans le fang , & qu'il nourrit & accroît , par cette méchanique, les parties de l'enfant.

Jean Bohin avance que l'œuf a par devers lui , pendant les premiers jours qu'il demeure dans la matrice , la provifion néceffaire à fon entretien, jufqu'au tems où il fe développe , qu'il n'en reçoit confequemment pas de la mere dans cet intervalle. Gallicke eft de même opinion.

La nourriture du fœtus, fuivant Bellinger , fe tire du Placenta ; elle fuit la route de la veine ombilicale, flue enfuite de ce vaiffeau dans la veine-porte, de celui - ci au Thymus , où elle eft pré-

parée pour être , enfin, portée aux glandes
falivaires , à la bouche , & à l'eftomac.

Ruifch l'attribue aux vaiffeaux vermi-
culaires d'une 3e tunique , qu'il prétend
avoir vû.

Graaf, Diemerbroëck & plufieurs autres
reconnoiffent la bouche pour l'organe par
lequel le fœtus prend fa nourriture.

Heifter, Sect. 245. pag. 90. de fon abré-
gé d'Anàtomie dit , que dans les premiers
tems de la conception , la nourriture fe
porte à l'embryon par la veine ombilicale ; qu'enfuite il la prend par la bouche ;
& que pour lors ce qui lui en fert n'eft
autre chofe que la liqueur contenue dans
l'amnios, & dans laquelle il nage.

Chacun de ces differens fentimens eft
en particulier fondé fur des raifons triom-
phantes , au gré de ceux qui en font les
partifans , & eft fufceptible de contrariété de l'avis de ceux qui les rejettent.
D'après l'opinion d'Heifter, les fources ne
pourront gueres être taries pour la nourriture du fœtus , puifqu'il y a conftam-

ment jufqu'aux derniers jours de la groffeffe qui précédent l'accouchement, des eaux dans l'amnios.

Si l'on m'objecte que leur quantité n'eft pas fuffifante, dans les derniers tems de la geftation, pour cette opération & celle de l'accroiffement, j'ai à répondre que, n'étant pas le plus ordinairement abforbées en totalité, le peu qui en refte doit être regardé comme un fuperflu, dont le fœtus n'a pas eu befoin pour vivre, puifqu'on ne peut établir aucun obftacle qui dût s'oppofer à ce qu'il en fît ufage, fi cette quantité lui eût été néceffaire.

La même raifon a lieu dans la fuppofition du méchanifme des pores réforbants.

Mais, en admettant que l'enfant tire fa nourriture ou immédiatement du fang de la mere, ou par les vaiffeaux des membranes, ou autrement, que ce fang ait été foumis, ou non, à une préparation dans le placenta, l'évidence de la fuffifante quantité du fluide nourricier fourni au fœtus, fe tirera de ce que le placenta aura reçu lui-même ce dont il a befoin pour fon entretien : la fanté de la mere en fera preuves ; car le placenta devient en fouffrance , par le défaut de nourriture , & cet état doit occafionner des dérangements, qui influeront fur elle ; d'ailleurs, ce corps étranger ne reçoit cette nourriture , en plus grande partie, que par le fecours des arteres ombilicales , qui certainement ne la lui fourniroient pas , dans les cas où elle deviendroit néceffaire à l'entretien de l'enfant, & pour lors l'accouchement prochain s'annonceroit par les fignes ordinaires.

Toutes ces opinions fe réduifent à trois , comme on le voit.

La 1re eft de ceux qui prétendent que le fang vient de la mere immédiatement à l'enfant, fans avoir reçu aucune préparation.

La 2e appartient à plufieurs, qui admettent une liqueur chyleufe, émanée du fang & filtrée dans les glandes , ou les vaiffeaux lymphatiques du placenta.

La 3e est de droit aux autres , qui pensent que les eaux servent de nourriture à l'enfant dans les derniers tems de la grossesse.

En admettant la premiere hypothese, il est possible que l'enfant ne reçoive pas dans les derniers tems de la grossesse une quantité de sang suffisante pour son accroissement ; mais il y en aura assez pour son entretien, d'ailleurs il n'en a pas besoin pour sa perfection, puisque les parties font formées.

Dans le second cas, la quantité de liqueur chyleuse , propre à l'accroissement de l'embryon devenu fœtus, lui sera refusée dans les derniers tems de la grossesse ; mais il en recevra assez pour sa nourriture, puisque les sources ne seront pas taries, ce dont il y aura preuves, tant que le placenta sera adhérent à la matrice.

En admettant la 3e opinion, je dis que, ou les eaux seront entierement absorbées au terme le plus commun qui est celui de 9 mois, ou elles ne le seront

pas. Si elles ne le font pas, on fent &
on ne peut le nier, que l'enfant en pourra tirer fa nourriture.

Si elles le font, ne peut-on avoir recours à l'embonpoint dont il fera cenfé
jouir, tant que l'adhérence du placenta à
la matrice fubfiftera.

Que l'on embraffe donc quel fentiment on voudra de ceux qui font connus
jufques ici, il eft évident que le fœtus
aura toujours la quantité fuffifante de
nourriture pour refter au delà du terme le
plus ordinaire dans la matrice, & que
ce tems fera proportionné à la quantité &
qualité des liquidesqu'il recevra, ou, en
cas de leur défaut, à l'embonpoint qu'il
aura par-devers lui, lequel fera égale-
ent fuffifant pour lui conferver la vie au-
delà du terme le plus ordinaire, plus ou
moins, jufqu'à ce qu'enfin les artères
ombilicales ne portent plus de fang au
placenta & qu'il foit entierement détaché
de la matrice.

Il eft encore poffible que l'œuf ait été

plus long-tems à fe développer par l'inertie qu'il aura eu en propre du pere, ou rapport à quelqu'autre caufe de maladie de la mere qui aura influé fur tout l'individu. Ces mêmes obftacles peuvent encore s'oppofer à l'accroiffement qui fe fait fuivant l'ordre le plus commun, & retarder fa perfection; alors l'accouchement fera d'autant plus differé, que le fœtus n'aura eu jufques à ce moment, que ce qui étoit néceffaire à fa nourriture & à fon accroiffement, fans avoir reçu ce qui étoit nécéffaire à fa perfection, & le placenta ce qui étoit requis pour fon entretien.

L'excès de ces inconvéniens peut auffi s'oppofer au développement de l'œuf, ou (s'il arrive que fes parties fe développent) à l'entretien de la vie & à l'accroiffement de l'embryon, qui en eft formé, d'où l'on peut tirer les caufes du faux germe & de l'avortement en partie.

Il eft encore poffible que l'œuf fe développe, & véegete, que le fœtus s'accroisse & se forme plus promptement : pour lors il naîtra avant le terme le plus ordinaire.

La force ou la foiblesse de l'enfant dépendra donc dans la matrice, du plus ou du moins, & de la qualité de la substance alimentaire qu'il recevra de la part de la mere après le développement de ses parties contenues dans l'œuf, & jusques à ce que ce développement se soit fait, l'entretien de l'œuf devra être rapporté à la substance qu'il a reçue en propre dans l'ovaire.

Pour s'assurer de cette vérité, considérons l'homme après sa naissance. Il représente bien alors ce qu'il étoit dans la matrice. Sujet par état aux infirmités, il souffre dès qu'il est né une altération, différente, à la vérité, de celle de l'œuf; mais qui lui occasionne toujours un dérangement. L'athmosphere de l'air frappe immédiatement sa peau & la comprime; de-là, il perd pour quelques jours de l'embonpoint qu'il avoit apporté en venant au monde; l'air trouvant l'entrée de ses poumons libre, y pénetre & en eſt alternativement chaſſé ſur-tout par la force élaſtique des parois diſtendus des vaiſſeaux bronchiques. Inſenſiblement ſes parties commencent à augmenter en volume & en étendue à l'aide des alimens laiteux ou autres analogues à ſa délicateſſe.

Sa vie & ſon accroiſſement ſe proportionnent à leur quantité & qualité, enfin à cette analogie. Les progrès ſe continuent ſucceſſivement, ſi rien ne s'oppoſe à leur harmonie, & il parvient plutôt ou plus tard au degré de force & de grandeur qui lui ſont appropriées & procurées par les alimens dont il a fait uſage.

Nous en avons des preuves dans les enfans rachitiques qui ont eu cette diſpoſition défectueuſe *ab ovo*, & dans ceux qui après être nés bien conformés, acquièrent cette infirmité à la mammelle d'une nourrice mal ſaine.

La nourriture des animaux donne encore des inſtructions ſur ce méchaniſme.

Lorsqu'un animal tel qu'un porc a suffi-
famment pris de corps & qu'on est disposé à l'entretenir simplement dans cet état,
on proportionne à l'intention que l'on a la
quantité & la qualité des alimens qui suf-
fisent à cet entretien.

Si on veut l'engraisser, on augmente la
portion, après avoir fait choix de la nourriture propre à y parvenir plus promptement , & cette distribution œconomi-
que remplit le vœu de celui qui doit en
tirer parti.

Il y a des animaux qui requièrent
moins d'alimens pour parvenir à un dégré
excessif d'embonpoint ; comme il en est
auxquels une plus grande quantité est nécessaire pour acquérir le même état. Il en
est de même des hommes.

La raison de cette différence se déduit
du temperament du mâle & de la femelle desquels l'animal provient. Un éta-
lon bien taillé, fort rempli & vigoureux,
qui aura failli une jument de même constitution que la sienne, produira ordinai-

rement un poulain qui ne dégénerera pas de la force ni de la beauté du pere & de la mere. Les animaux feront prefque tous affujettis à cette regle; elle n'eft variable que pour les hommes, rapport aux infirmités multipliées auxquelles les différens alimens, les paffions de l'ame & autres changemens les expofent.

Voilà pourquoi la geftation des brutes eft très-rarement prolongée, & celle des hommes l'eft bien plus fréquemment, comme je l'ai prouvé page 23 & fuivantes de ma Differtation.

Ainfi, lorfque le fœtus fera parvenu au terme de 9 mois fans avoir encore reçu la qualité de fucs nourriciers propre à fa perfection, eu égard aux maladies de l'enfant, à celles du placenta, de la matrice ou de la mere, il reftera dans la matrice, & fa fortie fera différée jufqu'à ce qu'il ait reçu la quantité de nourriture fuffifante pour réparer la perte qu'il a faite pendant ce tems.

Aucuns de ceux qui font inftruits dans

la pratique des accouchemens , ne pourront révoquer en doute les dérangemens
qui furviennent au fœtus dans le ventre
de la mere.

Pour s'en affurer , il ne s'agit que de fe
rappeller que les enfans naiffent quelquefois morts, & que par l'examen anatomique des parties , on a reconnu les
maladies qui avoient occafionné cet accident.

L'infpection d'un placenta vicié in-
ftruira également de celles qui retardent
l'accroiffement de l'enfant, & l'accouchement.

Les mêmes caufes pourront fe rencontrer dans une matrice naturellement ou
accidentellement malade.

Il s'agit actuellement de voir s'il eft
poffible que l'enfant devienne d'un volume trop confidérable pour ne pas rencontrer un obftacle infurmontable à fon paffage, eu égard aux proportions des ac-
croiffemens fucceffifs , que l'on fuppofe
être régulierement & conftamment plus

grands vers les derniers tems de la grof-
feſſe.

Suivant l'opinion de mon adverſaire,
vers le milieu de la groſſeſſe, le lait commence à ſe préparer imperturbablement
dans les mammelles, & continue de plus
en plus à s'y porter, l'enfant doit com-
mencer dès ce tems & continuer ſuccef-
ſivement juſqu'à ce qu'il naiſſe, à recevoir moins de nourriture. Elle lui eſt cependant alors bien néceſſaire pour ſon
accroiſſement, encore plus vers les derniers
tems de la groſſeſſe, où les progrès de
l'enfant ſont incomparablement plus ra-
pides : (ce ſont ſes paroles ;) c'eſt donc
pour lors que l'enfant moins volumineux
qu'il ne doit l'être à ce terme, les choſes
doivent reſter dans l'équilibre, qu'il ſoit
vivant ou mort, juſqu'à ce que les nerfs
uterins, agacés par ce corps étranger ou
quelqu'autre cauſe, il en reſulte la contraction des fibres motrices de la matrice,
qui s'en débarraſſera.

Mais, me dira-t-on, il s'enſuit que

dans les cas où le fuc laiteux fe fixera dans la matrice fans fe porter aux mammelles , le fœtus pourra devenir plus gros.

J'admets donc pour un inftant la poffibilité de l'augmentation du volume de l'enfant du double au-deffus de celui qui lui eft ordinaire à neuf mois, en fuppofant, même, que le fang fe porte immédiatement de la mere à l'enfant pour lui fervir de nourriture & contribuer à fon accroiffement, par ce qu'il tirera fuffifamment de fubftance des vaiffeaux uterins pour ces deux fonctions. Je permets qu'on ait recours à la fuppofition du calibre prodigieufement augmenté de ceux qui reftent dans le premier état où ils étoient au commencement de la groffeffe, quoiqu'on foit convenu qu'ils étoient en plus grande partie rompus , & qu'ils ne communiquent plus conféquemment avec ceux de l'enfant; s'en fuivra-t-il que l'enfant ne pourra naître ?

L'expérience nous démontre que les enfans naiffent quelquefois en double

& très-gros, fans que cette attitude foit au détriment de la mere ni de leur vie. On fçait encore que des femmes font accouchées heureufement de deux gémeaux adhérents l'un à l'autre, chacun d'un volume égal à celui d'un enfant très-gros. Pour ne rien laiffer à defirer fur l'éclairciffement de cette queftion, quoique ces exemples fervent de conviction, confidérons les parties où réfide le fœtus pendant la groffeffe, celles qui doivent fe prêter à fon paffage lorfqu'il naît, pour mettre mon Adverfaire fans réplique raifonnable.

Tous les Anatomiftes reconnoiffent dans la matrice un fond, un corps & un col, trois orifices, deux vers le fond, qui appartiennent aux trompes, & un antérieur par lequel la femence virile a fon entrée.

On fçait que le corps eft d'une fubftance plus mince que le col, & que le col eft moins épais que le fond.

On n'ignore pas non plus, que ces trois

partie

parties font le réfultat d'un tiffu fpon-
gieux, de Vaiffeaux de tout genre, (à
l'exception des lymphatiques qui dans
ce vifcere font imaginaires ;) de Fibres
membraneufes, & fur-tout de charnues &
repliées fur elles-mêmes en forme de
couches.

Un examen particulier de la matrice démontre que l'épaiffeur de fon fond & celle
de fon col, qui eft plus fenfible que celle
de fon corps, ne vient que de la multi-
plicité de ces couches, & non de celle
des Fibres qui partant du fond où femble
être leur principe, fe continuent fur
le corps & de-là fe prolongent jufques
au col où elles fe terminent. Il en eft
enfin du tiffu mufculaire de la matrice
comme de celui de la coque d'un ver
à foie dont les deux extrémités feroient
épaiffies au moyen de la difpofition des
différentes couches que formeroit le fil
produit par le ver & qui feroit raffem-
blé en plus grande quantité aux deux
extrémités.

D

'A mesure que l'enfant s'accroît, les circonvolutions des Fibres du fond commencent à s'effacer, & successivement une partie de celles du corps & du col.

Ces Fibres décrivent insensiblement & à proportion de l'augmentation du volume de l'enfant des lignes qui approchent plus de la droite que celles qu'elles décrivoient avant la grossesse.

Il n'est pas possible que les Fibres du corps n'étant que la continuité de celles-ci ne se prêtent à se développer & ne parviennent à acquérir la ligne de direction des premieres, mais avec plus de lenteur qu'elles ne l'auroient fait, si le nombre des couches n'eût été plus multiplié dans le fond, qu'au milieu.

Les Fibres du col ne se refusent pas plus que les autres à la même méchanique, jusqu'à ce qu'enfin ce qu'il y en a de plus dans cette partie que dans le corps, ait été entierement développé.

Toutes les Fibres charnues de la matrice, ainsi que les membraneuses, qui les

revêtent, étant portées à un degré d'ex-
panfion exceffif, il eft naturel qu'elles
tendent à fe remettre dans leur premier
état, plus ou moins promptement à proportion du temps où elles auront été
dans la géne. Plus de temps en effet,
un corps demeure tendu, plus il lui en
faut pour fe remettre dans fon premier
état ; les Fibres de la Matrice foumifes à
cette regle fe contractent donc plutôt ou
plus tard à l'aide du liquide animal qui y
eft porté par les nerfs utérins.

Mais par où cet agent a t-il fon entrée, fi ce n'eft par où commence l'ori-
gine de l'organe mufculaire ?

Le liquide animal commence donc à
raccourcir les Fibres charnues du fond,
par gradation leur continuité, qui forme le
corps, & fucceffivement il parvient à leur
extrémité dont le col eft compofé.

L'enfant eft ainfi pouffé par degrés du
fond vers le col, par la contraction
qui fe continue d'une extrémité à l'autre

Mais le mouvement des Fibres ſe communique aux membranes qui renferment les eaux au milieu deſquelles l'enfant ſurnage, & ſe tranſmet des membranes aux eaux où il ſe perd.

L'enfant étant un corps ſolide & animé capable de mouvement, réagit ainſi ſur les eaux, les eaux ſur les membranes, & les membranes ſur la partie muſculaire de la matrice.

Ce combat alternatif ſubſiſte juſqu'à ce que l'enfant parvenu au col, l'ait enfin franchi & ſoit ſorti de la matrice.

Il eſt aiſé de ſentir 1°. que les contractions réïtérées des Fibres motrices ne peuvent ſubſiſter long-tems, ſans que les glandes du col de la matrice ne ſoient comprimées; d'où s'enſuit l'expreſſion des matières glaireuſes qu'elles filtrent.

2° Que les vaiſſeaux qui communiquent de la mere au placenta ſont étranglés par les mêmes contractions.

3° Que la rupture des Fibres membraneuſes du chorion & de l'amnios doit également s'enfuivre.

Ce méchanifme peut être retardé par plufieurs caufes.

En premier lieu, par la foibleffe de la matrice d'une femme d'un tempérament de la plus grande délicateffe.

Secondement, par les maladies de l'enfant.

Troifiémement, par celles du placenta.

Quatriémement, par celles de la mere.

Dans le premier cas, les efprits animaux ne pouvant être tranfmis à l'aide du fyftême nerveux uterin dans le mufculaire, la contraction en fera rallentie jufqu'à ce que leur cours y foit libre.

Dans le fecond, la foibleffe de l'enfant qui provient du peu de nourriture qu'il aura recue, ou de la mauvaife conftitution qu'il tient du germe d'où il a eu la vie, ou de quelque maladie qui lui eft propre, dérangera l'ordre naturel.

Dans le troifiéme, un placenta fchirreux par exemple, contribuera à retarder l'accouchement.

Dans le quatriéme, les maladies

furvenues à la mere troubleront l'harmonie de la nutrition du fœtus.

De-là le retard plus ou moins prolongé
de l'acouchement, jufqu'à ce que l'action des nerfs néceffaire pour occafionner
la fortie de l'enfant foit rétablie, que les
caufes de la maladie foient enlevées & que
l'enfant ait acquis la puiffance ou le volume relatif à la force & à la tenfion des Fibres mufculaires de la matrice.

Si la force mufculaire de la matrice
l'emporte fur la réfiftance de l'enfant,
il naîtra plus promptement.

Si celle de l'enfant l'emporte fur celle de la
matrice, fa fortie fera quelquefois impoffible.

Il eft des matrices dont le tiffu eft plus
épais qu'il n'a coutume de l'être dans
l'ordre le plus commun. On peut expliquer par-là comment un enfant, quoique très-gros, peut encore y acquérir
plus de volume jufques à ce qu'il foit
parvenu au degré qui lui eft néceffaire
pour en mettre les Fibres mufculaires au
degré de tenfion néceffaire à leur contraction & à fa fortie.

Il y en a d'autres d'une substance moins épaisse, mais de bonne fabrique, dans lesquelles l'enfant reçoit abondamment ce qui convient à son entretien & à son prompt accroissement, propres enfin à accélérer sa perfection en moins de temps que neuf mois. Il est sensible que l'enfant étant parvenu au volume capable de provoquer l'action des Fibres tendues au dernier degré où elles peuvent l'être, l'accouchement se fera avant ce terme qui est le plus ordinaire.

Il peut arriver aussi que les Fibres du corps se prêtent à cette fonction, sans que celles du col & du fond y participent. Pour lors, l'enfant quoique formé, & parvenu au terme de neuf mois, ne naîtra que lorsque le col sera rentré dans ses droits.

De-là les fœtus sortis vivants, morts ou par parties après plusieurs années; lorsque, après la conception, le col & le fond de la matrice, se feront opposés, par leur érétisme, à l'accroissement gradué de l'enfant; mais si malgré ces inconvenients arrivés au fonds & au corps, le col refte dans l'état de foupleffe, qui lui eft naturel, il s'enfuivra un avortement ou l'exclufion d'un faux germe, fuppofé que le développement des parties de l'enfant n'ait pas été fait exactement.

Si le col & le fond de la matrice font devenues roides & inflexibles dans le tems de l'accroiffement de l'enfant, fans que les Fibres du corps ayent fubi le même fort, & que l'enfant reçoive, indépendamment de cet évenement, la nourriture propre à fon augmentation; lorfque les Fibres du corps ne pourront plus fe prêter, pour peu que l'accroiffement fe continue, il fe fera une rupture au corps de la matrice à la faveur de laquelle l'enfant tombera dans le bas-ventre.

Parcourons maintenant les parties qui doivent livrer paffage à l'enfant. La premiere eft le col de la matrice. On connoît fa ftructure; ainfi plus de difficulté de fa part.

On ne regardera pas, je l'efpere, le

clitoris comme un obſtacle ; puiſque dans les cas où ſon volume a été exceſſif tant en longueur qu'en groſſeur , il ne s'eſt pas oppoſé à la ſortie de l'enfant.

Les autres ſont le vagin , les caroncu‐ les , les nymphes & les grandes lévres.

On ne rencontrera aucun empêchement dans le vagin dont les parois membra‐ neux & ſpongieux ſe prêtent avec tant de facilité.

Ce ne ſera pas non plus dans les caroncu‐ les qui ſont compoſées d'un tiſſu membra‐ neux , ainſi que les nymphes. La prati‐ que apprend que les unes & les au‐ tres s'effacent au paſſage de l'enfant; preu‐ ves inconteſtables de leur ſoupleſſe ; leur longueur eſt même d'un bon augure pour faciliter l'accouchement.

On n'obſerve dans les lévres que des fibres membraneuſes , & un tiſſu cellulai‐ re plus ou moins épais , ſuivant l'embon‐ point. Elles ne s'oppoſent donc pas plus que le reſte à la ſortie de l'enfant , fût-il plus gros qu'il ne l'a jamais été d'expérience.

I. COROLLAIRE.

Par ce que je viens d'expofer, on conçoit aifément que la conftitution du germe eft proportionnée à celle du pere d'où il fort, & de la mere qui l'a reçu & retenu.

Ainfi l'œuf vivifié par l'efprit féminal d'un pere fain & vigoureux, détaché des ovaires d'une mere de même tempérament, tout reftant dans cet état pendant la groffeffe, fe développera, s'accroîtra & fera perfectionné au terme le plus ordinaire qui eft de neuf mois. Il fera naturel que l'enfant parvienne plus tard à ce dégré de conformation parfaite, fi l'efprit féminal & l'œuf ont moins de phlogiftique & de matiere d'une qualité qui foit d'ailleurs inférieure ; fi enfin la chaleur maternelle eft moins grande, la nourriture moins abondante & moins fucculente.

Lorfque , par un effet contraire,

l'esprit séminal surpassera en activité, celle de l'ordre le plus ordinaire, que l'œuf sera pourvu d'une provision très-abondante de matiere propre à son entretien jusqu'à ce qu'il soit développé & ait contracté adhérence avec les vaisseaux utérins ; lorsque ces heureuses dispositions seront favorisées d'une nourriture qui leur sera analogue, & que la mere conservera une santé parfaite, la naissance de l'enfant se fera à 7 ou 8 mois.

Ces différences ne changeront rien au vœu de la Nature, qui n'a pour but que de produire un enfant vivant, & capable d'engendrer son semblable. On conçoit encore qu'il peut y avoir de la disproportion entre les forces du germe & celles de l'œuf qu'il féconde ; on inferera donc que de cette disproportion, il s'ensuivra des différences dans la gestation.

On déduit encore de nos principes que la chaleur d'une femme vigoureuse pourra étouffer dans un tems le germe d'un homme foible, & dans un autre, étant diminuée de quelques degrés, l'entretenir, travailler à son accroisse-ment & le perfectionner en moins de tems que le terme ordinaire ; ain-si cet enfant, quoique petit, naîtra à 7. mois.

Si la chaleur décline encore, ap-prochant alors davantage de la foi-blesse du germe, l'accouchement se fera à 9. mois

Si elle lui devient parfaitement ana-logue par quelque cause que ce soit, la gestation sera plus ou moins prolon-gée. Enfin en considérant la structure de la matrice, le plus ou moins grand éretisme, le plus ou moins grand relâ-chement dont elle est susceptible sui-vant les événemens différents qui lui sur-viendront ainsi qu'au fœtus qui y est renfer-mé, on s'instruira de la possibilité de la va-riété des termes de la grossesse, qui seront toujours au vœu de la Nature,

dont le but n'eſt que de produire un
enfant viable.

SECOND COROLLAIRE.

On voit encore que le terme préfix ne
peut avoir lieu avant que d'avoir mis en é-
vidence.

1°. comment ſe fait la génération.

2°. la cauſe qui détermine l'accouchement.

On ne peut nier que la génération
ne ſoit ſyſtématique, & l'on n'eſt pas
embaraſſé de faire tomber l'hypotheſe prétendue phyſique que M. Louis imagine ;
pour y parvenir avec une entière ſatisfaction, ſans nous la faire partager avec lui :
Nous ne perdons pas de vue l'axiome *ubi
incipit Medicus, ibi deſinit Phyſicus.*

Quant à la 2ᵉ. queſtion, nous croyons
l'avoir développée.

La matrice eſt un ſac en plus grande partie muſculeux, dont les fibres élaſti-
ques tendues cherchent à ſe rapprocher
d'elles-mêmes, conſéquemment à diminuer

l’intérieur de fa cavité. La tenfion ne peut avoir lieu que par une puiffance fupérieure à la contraction qui agit fur tous les points de la cavité du vifcere.

De-là il réfulte que la matrice doit s’étendre tant que la force d’extenfion l’emportera fur celle de contraction ; mais lorfqu’une fois la 1re. deviendra inférieure à la 2e, l’accouchement fe déterminera.

Si par une caufe quelconque les deux forces font égales & reftent dans l’équilibre, par une infinité de caufes qui peuvent rallentir la diftribution des fucs nourriciers, la matrice reftera au point d’extenfion où elle eft jufqu’à ce que cette diftribution étant rétablie dans fon premier état, la puiffance d’extenfion continue d’agir jufqu’à *nec plus ultrà*. Ainfi l’accouchement fera retardé pendant autant de tems que l’équilibre aura eu lieu ; fi l’équilibre fubfifte deux mois, il fera retardé de deux mois, par ce que ce tems fera requis pour que l'enfant se muniffe de la nourriture qui lui a été refufée pendant cet efpace & qui étoit néceffaire pour fa perfection. Le rallentiffement des fucs fe diminuant de quelques dégrés, la matrice rentrera dans fes droits, & expulfera l'enfant à quelque terme que ce foit. Pour que la groffeffe aille à fa perfection, tous les points de la cavité de la matrice doivent recevoir un effort égal de la part du fœtus : fi à quatre mois & demi, par exemple, la diftribution des fucs nourriciers fe fufpend, & que l'enfant diminue d'une once également dans toutes fes parties, tous les points de la matrice fe prêteront à la diminution. Il y aura une contraction dans toute l'étendue du vifcere fans que l'avortement fe faffe. Mais fi la diminution fe fait dans une feule partie de l'enfant, n'y ayant de vuide, & par conféquent défaut de puiffance d'extenfion que dans l'endroit de la matrice qu'elle touchera, elle fe contractera & l'accouchement fe fera infailliblement

TROISIEME PARTIE.

DEPUIS Hippocrate jufques à préfent, les Philofophes ont été en difpute fur le terme de la Geftation. Les uns ont cru que la Nature étoit en pleine liberté d'avancer ou de retarder fes opérations, & n'ont point reconnu de temps limité qui dût exclure la prématuration & la latitude. Les autres, auffi féveres que les premiers étoient raifonnables, l'on affujettie à des loix immuables, qui fixoient le terme de l'accouchement à neuf mois révolus inclufivement. D'autres enfin fe font préfentés à titre de conciliateurs, pour allier les opinions des uns & des autres ; une contradiction qui intéreffe fi férieufement, mérite d'être impartialement difcutée.

Ces trois claffes comprennent féparément des Auteurs tant anciens que modernes, parmi lefquels il eft à propos de remarquer

quer, 1°. les Observateurs Naturalistes, 2°. les Praticiens, 3°. les simples Histo-tiens, fideles & infideles.

Parmi les Anciens attachés au premier sentiment, on compte Aristote (*a*) & Pli-ne (*b*).

Riolan est partisan de ces deux Natu-ralistes (*c*).

Fortunatus Fidelis dans le troisiiéme Livre de ses Relations Médicales, Sect. 7. chap. 2, pag. 452, explique les causes de l'incertitude des temps de la Gestation.

Jerôme Mercurialis, chap. 29 & 30, pag. 36 & 37 de ses leçons sur la génération de l'homme, donne les raisons de la différence qu'il y a de la Gestation indé-terminée des hommes, & de la cause qui l'établit chez les brutes.

(*a*) Omnibus animalibus unum pariendi tempus statu-tum homini uni multiplex datum est. *Arist. de Historia animalium. lib.* 7. *cap.* 4. *pag.* 435.

(*b*) Homo toto anno & incerto gignitur spatio. *Plin. Hist. nat. lib.* 7. *cap.* 4. *pag.* 582.

(*c*) Videmus aliquandò naturales partus in duodecim, tredecim, quatuordecim, quindecim menses, usque ad

On peut d'ailleurs s'affûrer du fentiment de Spigel, fur l'incertitude des temps de l'accouchement, dans la lettre qu'il écrit aux Allemands étudians la Médecine à Padoue.

De celui de Gérard Blafius, chap. 8. pag. 107 de fes Commentaires fur Jean Veflingius, dont l'opinion fur le terme de la groffeffe s'accorde avec la fienne. L'Antropologie de Kyperus (a) offre encore les caufes de cette incertitude.

Etienne Blancard, qui a reconnu que l'accouchement ne devoit être rapporté dans certains cas qu'au propre travail de l'enfant, auquel il admet la viabilité, en cette confidération, & qui conféquemment ne regardoit pas la matrice comme le feul agent par lequel cette opération naturelle étoit occafionnée, explique dans fes Inflitutions, tom. 2. chap. 25. pag. 278.

---

biennium incidere. *Joan. Riolan Antropographiâ lib. 6 cap. 11. pag. 403.*

(a) Regionum diverfitas, tempeftatum varietas, feminis complexio, uteri mulieris fanguinifque materni conditio, victûs ratio varia.

la raison de la prématuration de la naiffance des enfans qui viennent à 7 & à 8
mois, & du retard de ceux qui naiffent
au-delà de neuf.

Cafpard de Ries attribue la variation
qu'il y a dans la naiffance des hommes,
quæft. 9, n°. 9, pag. 1166, aux différens
états où fe trouvent les meres.

Jean Mathæus (a), Horatius Augenius (b), Jean Uldaric Streïtter (c), Jean
Langius (d), ne déterminent pas plus le
tems de l'accouchement que Frid. Nitzf-
chius (e) & Herman Frid. Teichmeyer (f).
Ils s'expliquent tous à ce fujet.

George-Philippe Nenterus, c. 11. pag.
342 de fa Phyfiologie Médicale, donne
dans un excès totalement oppofé. Il fe
fonde fur la perfection imaginaire de
l'homme, qui n'a pas lieu dans les autres

(a) *Quæft. medic.* 29, *pag.* 110 *& fequent.*
(b) *Francof. pag.* 1597.
(c) *Operum tom.* 1. *pag.* 463.
(d) *Epift* 39. *lib.* 2. *pag.* 669.
(e) *Ephem. pag.* 466. *ann.* 1699.
(f) *Inftit. medic. leg. cap.* 9. *quæft.* 7. *pag.* 54.

animaux , & , plein de cette idée , il fixe le terme de la naiſſance à neuf mois,
ſans admettre la poſſibilité de latitude
quelconque.

François Silvius, liv. 3. ſect. 17. ch. 7. p.
540 de l'édition d'Amſterdam de ſa Pratique Médicale ; Jean Godefroi Berger,
liv. 2. chap. 3. pag. 487 de ſa Phyſiologie
Médecinale , penſent de même.

Le premier donne dans le faux de Nen-
rerus.

Le ſecond attribue avec Zacchias la
cauſe de la détermination de l'accouchement à neuf mois , à la naiſſance de Je-
ſus-Chriſt. L'un & l'autre conſiderent cette
époque comme une loi qui doit ſervir
à l'humanité.

Harvée eſt de ce ſentiment , & attribue
ainſi que Berger, la latitude à une erreur
de calcul de la part des femmes.

Bohnius dans ſon Traité de Phyſiologie Anatomique , pag. 34 & ſuivantes,
prétend que l'enfant ne demeure dans la
matrice que 9 mois, & ſe croit diſpenſé

d'en donner d'autres raifons, que la dénéga-
tion de la poffibilité des infirmités & des ré-
volutions, qui cependant arrivent d'expérience aux femmes groffes; il porte même le caprice & l'opiniâtreté jufques
à prétendre que les animaux feroient affujettis à ces accidens, s'ils avoient lieu
chez les femmes. Il attribue dans certains
endroits de fes Ouvrages, (a) l'opinion des
Auteurs qui le contrarient, à la légéreté
qu'ils ont eue de refpecter le Dogme
d'Hippocrate.

Paul Amman(b) ne veut point admettre
d'autre terme que celui de neuf mois pour
la naiffance d'un enfant, & rejette le fentiment oppofé, 1°. comme une erreur de
calcul, 2°. parce qu'il favorife le libertinage.

Monfieur Louis & les Confultans qui
ont figné fon Mémoire, font de cet avis.

Alberti (c) étend le terme de l'accouche

____

(a) *De Offi. med. duplic. part. 2. cap. 5. pag 616.*
(b) *Introd. in univerf. medic. cap, 2. fect. 109. pag. 40.*
(c) *De partu, pag. 506.*

ment jufques au commencement du dixiéme mois.

Jean Langius, pag. 248 de fa Phyfiologie, fe concilie avec Alberti. Il s'appuie
fur le fentiment d'Hippocrate, dans les
Ouvrages duquel on doit faire attention
qu'il y a des contradictions, & conféquemment rien d'affez éclairci pour s'en autorifer. Et à la page 250, le même Auteur
admet la poffibilité de la Geftation au-delà de ce terme.

Dolæus, liv. 5, chap. 7. pag. 935 &
fuivantes de fon Encyclopédie Médicale, fixe le terme de la naiffance à 9
mois, & l'étend enfuite ainfi que We-
delius, fect. 3. chap. 31. pag. 222 de fa
Phyfiologie.

Gofey, en parlant de la génération
des animaux, croit que le terme eft fixé
par la maturité.

Vaterus, fect. 7. art. 2. chap. 7. queft.
6. pag. 675 & fuivantes de fa Phyfiologie
expérimentale.

Ortlob, differt. 37, pag. 289 de l'Eco-
nomie de l'homme; auffi bien qu'Ot-

tomarus Gœlicke, dans fa Médecine
légale, fect. 29. pag. 71, déterminent un
tems préfix pour la naiffance de l'homme comme pour celle des animaux. Ce
dernier dans d'autres endroits fe contrarie.

Théodore Craan, queft. 28 de la génération de l'homme, ne nie pas que les enfans nés le douziéme mois ne foient
légitimes; mais il ne veut pas les admettre à fuccéder, dans la défiance où
il eft que fon fentiment n'autorife le dol
& la fupercherie.

Zacchias & Venette donnent de l'é-
tendue au terme de neuf mois. L'expérience confirme que cette derniere
époque détermine le plus fréquemment
l'accouchement. Mais elle n'eft pas tel-
lement abfolue qu'elle force la Nature,
comme mon Adverfaire prétend le perfuader, à s'oppofer à ce qu'il en arrive
d'autres qui la précédent ou qui lui foient
poftérieurs ; ce que Zacchias & Venette
ont très-bien exprimé.

Jean Langius (a) fondé fur le fentiment

____

(a) *Epift.* 39. *liv.* 2, *pag.* 669.   E iv

d'Hippocrate, rapporte un accouchement de onze mois.

Amatus Lufitanus (*b*) appuie le récit de cette Hiftoire par la citation d'un autre accouchement arrivé au même terme , duquel Braffavola fait mention.

Zacchias (*c*) fe fonde fur les preuves qu'il puife dans l'expérience ; Salomon (*d*), Mauricean (*e*) , Spigel (*f*) , Cyprian (*g*) , Dolæus (*h*) , Bartholin (*i*), font du même fentiment , & ne laiffent point à défirer les raifons qui les autorifent à l'adopter.

Aulugelle (*k*) , Sennert (*l*) , Philippe Hoffman (*m*) , Gafpard Pofner (*n*) , Louis Godefroy (*o*) , Schenckius (*p*), La Motte & une infinité d'autres , certifient qu'il y a eu de leur connoiffance des accouchemens à onze mois.

(*b*) *Curat medic.* 27 *cent.* 1 *pag.* 54.
(*c*) *Quæft. medic. leg.* 5. *lib.* 1 *tit.* 2. *pag.* 54.
(*d*) *Lib. fap. cap.* 7. *verf.* 1 *& fequent.*
(*e*) *Obferv.* 120. *pag.* 70, *& Obfervat.* 339 *fur la groffeffe, pag.* 198.
(*f*) *Epift. de incert. partûs temp. pag.* 72.

Nous ne voulons pas plus méconnoître que M. Louis les contradictions qui
fe trouvent dans la plûpart des Auteurs.
Mais nous éviterons de tirer, à fon exemple, parti des ouvrages de ceux qui ont
écrit à notre avantage, en laiffant de côté
ce qu'ils on dit de contraire à notre fentiment : l'impartialité me fervira de guide.
Ainfi le Lecteur fera en état de fe déclarer librement & avec juftice pour ou
contre. Voici les moins fufpects & les
moins contradictoires qui parlent unani-
mement en ma faveur. Il ne s'agit que
de les apprécier.

Ariftote fut un des plus célébres Naturaliftes de l'Antiquité. On fçait que
fon mérite lui concilia la bienveillan-

(g) *Epift. de fæt. ex utero tub. ex fect. pag.* 18.
(h) *Encyclop. med. lib.* 5. *cap.* 7. *pag.* 639.
(i) *De infolit. partûs eventu, cap.* 2. *pag.* 13, *& Hift.*
(k) *Noct. attic. lib.* 3. *cap.* 19. *pag.* 139.
(l) *Pract. lib.* 4. *part.* 2. *fect.* 9. *cap.* 1, *pag.* 385.
(m) *Sect.* 19. *pag.* 38 *& feq.*
(n) *Geneantrop. tab.* 31.
(o) *Chronic. pag.* 31.
(p) *Obferv. medic. lib.* 4. *pag.* 580.

ce de Philippe, Roi de Macédoine ; qu'il fut même prié par ce Prince de se charger de l'éducation du Grand Alexandre, place qu'il remplit avec distinction. L'Histoire instruit assez des sommes immenses employées par ce Vainqueur de l'Asie pour perfectionner les connoissances de ce Philosophe, aussi éclairé qu'infatiguable pour la découverte des secrets de la Nature.

Pline n'aima pas moins le travail ; & quoiqu'il soit plutôt consideré comme Historien que comme Naturaliste, ses lumières sur les effets de la Nature ne font pas de médiocre valeur.

Nous ne pouvons rejetter l'autorité de ces deux Auteurs respectables, après le suffrage qui leur est donné par Riolan, dont la doctrine ne parut jamais équivoque aux bons Physiologistes ni aux excellents Praticiens.

La célébrité de Mercurialis s'établit dans l'Europe entiere. Ce Medecin fut honoré de plusieurs Puissances. La can-

deur & la science profonde qui égale-
rent ses vertus, & le distinguerent dans le
siécle qu'il illustra, ne doivent pas être
plus suspectes dans celui où nous vi-
vons & qui est éclairé. La foible idée
qu'il eut de son rare mérite, malgré sa
prééminence sur ses contemporains, qualité peu commune, est un motif de
plus pour s'attirer notre suffrage.

Spigel, de l'aveu même de M. Louis,
fut sçavant Anatomiste, & se concilie
merveilleusement sur l'article de l'étendue de la grossesse, avec tous les Sçavans
en cette matiere qui ont le plus de bonne foi.

Blasius & Veslingius se firent aussi
un nom dans cette partie.

Kyperus est connu pour un Auteur digne d'estime & de considération

Blancard fut excellent Philosophe &
Médecin.

De-Ries a expliqué d'une manière
lumineuse les causes & les effets de la
Nature.

Matthæus ne peut paffer fans injuftice pour un Ecrivain dont le fuffrage doive être indifférent.

Augenius, qui foutint fa célébrité pendant une pratique de foixante-dix ans, & fut d'un mérite affez diftingué pour être élevé à la place de premier Medécin de Clement VII, ne paroîtra certainement pas propre à être mis hors du rang des Auteurs qui méritent notre confiance.

Les Ouvrages d'Ulderic ne nous offrent rien qui foit au-deffous de notre eftime.

Langius, Médecin des quatre Electeurs Palatins, avant que d'avoir été honoré de cette charge, avoit gagné leur bienveillance en enfeignant la Médecine à Heidelberg, avec toute la réputation poffible.

Nitzschius & Teichmeyer ne peuvent fans injuftice être privés du fuffrage des Connoiffeurs.

On voit que M. Louis, & Mrs lesConfultans qui ont figné fon Mémoire, avec lefquels je pourrois probablement me concilier dans toute autre matiere que celle-ci, n'ont pas jugé à propos de remarquer que ma Dissertation a été autorisée par d'autres Philosophes qu'Aristote & Pline, & qui ne méritoient pas moins leur attention que ces deux Auteurs. Ils devoient encore ne pas si légerement raisonner sur la citation d'Hippocrate. Moins de précipitation & d'ardeur, bien loin d'avoir été déplacées, auroit au contraire servi à remarquer que ce Médecin, quelque grand & respectable qu'il fût, se contrariant dans plus d'un endroit (ou pour mieux dire, ses Copistes), leur autorité ne favorise pas plus l'affirmative que la négative dans la question présente.

La remarque qu'ils auroient attentivement faite sur ce Médecin, les auroit insensiblement ramenés à celle qu'ils devoient à plusieurs des autres Auteurs qu'ils rapportent, & dans lesquels on rencontre les mêmes erreurs.

Mais sans nous arrêter à ces contrariétés, qui diminuent cependant de la confiance qui seroit dûe à plus juste titre à ces

Auteurs s'ils avoient fçu éviter d'y tomber, il me paroît intéreffant de difcuter au moins la gravité de ceux de la citation defquels M. Louis fait trophée.

Rodericus à Caftro n'a donné aucunes preuves démonftratives de fon opinion. Paul Amman n'eft pas ferme dans fon af-firmative. On ne doit pas compter fur Diemerbroeck, qui fe livroit au feu de fon imagination, fans prendre la peine de fou-mettre fes idées à l'expérience.

Deufingius n'aura plus de crédit dans l'efprit des bons Praticiens, puifqu'il n'ex-cella que dans la fcience des Langues Arabe, Perfanne & Turque, & ne par-vint à acquérir le nom de Médecin, qu'à l'aide de fon Ouvrage fur le mouvement du cœur & du fang, & qu'enfin il traite fuperficiellement la queftion dont il s'agit ici.

Je les prierai de me dire auquel des deux Bartholin, pere ou fils, ils jugent à pro-pos de déférer les honneurs de la citation qu'ils font. S'ils veulent parler de Gafpard, je leur repréfenterai qu'il fut bon Philofophe, Medécin Théoricien & Théologien. S'ils entendent parler de Thomas, ils auront la complaifance de remarquer qu'il ne tira fa célébrité que de fon Traité fur la Neige, & de celui qu'il publia fur la découverte des vaiffeaux lactés, dont la légitimité lui eft encore difputée par Olaus Rudbeckius & autres.

Pour ce qui eft d'Hoboken, dont le nom a été l'écueil de M. Louis & le mien, ou celui de nos Imprimeurs, comme il le voudra, il n'a eu que des idées fans expérience, & ne nie point la poffibilité des accouchemens tardifs.

Zacchias a fait un excellent Traité de matiere Médicolegale; on n'a garde de lui en refufer l'honneur qu'il mérite; mais il eft contraire, & je l'ai prouvé dans ma Differtation, au fentiment auquel Monfieur Louis accorde fa bienveillance.

Bohnius, Berger, Hamberger, Hebenftreit, ainfi que Dionis, Boerrhaave & Haller s'en tiennent à la négative, fans fatisfaire par des raifons qui puiffent les y autorifer. Mais comme Monfieur Louis a oublié, ou a cru devoir être difpenfé d'y fuppléer, il étoit dans l'ordre que Meffieurs fes Confultans donnaffent à fon défaut, *rationes negati.*

S'ils avoient bien voulu également examiner ce que ces Auteurs ont penfé du terme de la groffeffe, ils fe feroient affurés que leur opinion n'eft fondée que fur celle d'Hippocrate.

Si enfin, ils s'étoient affujettis à n'accorder de déférence qu'aux Praticiens, nous ne voyons pas que le nombre de ceux qui favorifent M. Louis les eût embarraffés.

Mais fans m'arrêter à faire la lifte de tous ceux qui penfent comme moi fur l'étendue de la groffeffe, que M. Louis me faffe la grace d'écouter ce que difent la Mothe, un des plus éclairés Praticiens modernes, Mauriceau & Venette, auxquels il femble avoir donné fa confiance.

L'enfant

L'enfant naît, suivant l'opinion de la Motte, *quand il est en état de se conser-ver la vie, & de prendre le sein de sa nour-rice en quelque tems que la mere accouche.*

Or l'enfant est en état de se conserver la vie, lorsqu'il est viable, (mot qui est si fort au gré de M. Louis) quoique nulle-ment analogique ; & il est en état de vivre lorsque ses poumons ont l'aptitude né-cessaire à l'inspiration & à l'expiration de l'air, & lorsque l'organe de la bouche & les visceres établis pour la digestion, ont la force requise pour se prêter à ces fonc-tions ; ce qui, comme nous l'avons prou-vé, peut arriver plutôt ou plus tard.

Mauriceau s'exprime ainsi à la soixante-dixiéme page de la cent-vingtiéme Obser-vation. Le 30 Novembre 1674, *j'ai accou-ché une très-grande femme de son troisiéme enfant.* Et à la fin : *il faut remarquer que ces circonstances jointes à l'extraordinai-re grosseur de l'enfant, prouvent manifeste-ment qu'il y avoit lieu de croire, que cette femme étoit effectivement grosse de dix mois*

F

ou environ, & à la page cent quatre-vingt-dix-neuf des mêmes Obſervations, il parle de *l'accouchement laborieux d'une femme qui ſe croyoit groſſe de plus de onze mois.*

Venette, page-cent trente-trois & ſuivantes de ſon Traité de la Génération de l'homme, dit : *il eſt vrai qu'il y a des enfans qui naiſſent dans le dixieme jour du ſeptiéme, ou le dixiéme du onziéme mois ;* & après avoir rapporté les cauſes de ces événemens peu communs, il ajoute : „ tout „ cela avance ou retarde leurs couches, & „ force la Nature à ſuſpendre ou à rompre „ le cours ordinaire de ſes opérations.

On voit que Mauriceau parle d'après l'expérience, & qu'il étoit perſuadé de la poſſibilité de la prolongation du terme de la groſſeſſe ; que Venette après avoir obſervé la Nature, ne pouvoit ſe refuſer à admettre des raiſons (que nous avons rapportées) qui la forcent à ſe prêter au dérangement de ſes opérations les plus ordinaires.

Mon Adverſaire me permettra de lui re-

préfenter encore qu'il ne peut, fans offen-
fer la doctrine fondée fur une pratique confommée des plus célébres Praticiens de
cette Capitale, réfifter opiniâtrément à l'é-
vidence du prolongement de la groffeffe
au-delà du terme le plus ordinaire.

Les Accoucheurs qui ont occupé, &
ceux qui de nos jours occupent des places
éminentes, & les autres qui fans y être
élevés, font d'un mérite reconnu, conviennent de cette vérité, dans leurs leçons
publiques & particulieres.

Le feul de fes confultans qui s'adonne
à la pratique des accouchemens, en eft
convenu lui-même aux Ecoles de Chirurgie, en préfence de perfonnes dignes de
foi & de notre confidération.

Un fecond, auquel je rends juftice, ainfi
qu'au premier & aux autres qui, fans être
Praticiens Accoucheurs, n'en font pas
moins eftimables, admet publiquement
mon opinion dans fes Leçons Phyfiologi-
ques; il s'eft même ouvertement expliqué
à ce fujet quelques jours avant que de

figner la Confultation de M. Louis.

Je vais, puifque l'occafion s'en préfente, placer ici quelques exemples qui pourront peut-être engager ces Meffieurs à ne plus s'écarter du point de la faine doctrine qu'ils ont embraffée.

Une femme accoucha, Paroiffe de Vornay, Diocèfe de Bourges, 1º. d'un garçon à neuf mois révolus de groffeffe, 2º. d'un autre fix femaines après. Ils vécurent tous deux. La poffibilité de ce fait ne peut être détruite que par celle de la fuperfétation.

Meffieurs les Phyfiologiftes trouvent ici matiere à s'exercer.

Je viens d'être inftruit du fecond par une lettre de Madame Reffatin, Maîtreffe Sage femme reçue à Paris, exerçant l'art des accouchements actuellement à Nevers. On me permettra de la rapporter avec la fidélité que je lui dois.

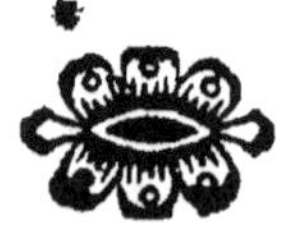

MONSIEUR,

,, J'ai lu avec la plus grande satisfac-
,, tion votre sçavante Differtation fur la pof-
,, fibilité des accouchemens avancés ou re-
» tardés, c'eft-à-dire, qui peuvent arriver au
» huitiéme, au feptiéme, même au fixiéme
» mois ; ou retarder jufqu'au onziéme ou
» douziéme mois & au-delà. Les preuves
que vous en donnez, felon moi, font
folides. Elles font foutenues par des autorités refpectables, & fondées fur des
obfervations fouvent répetées, d'après les
opérations de la Nature. Permettez, Monfieur, que j'y ajoute une obfervation que j'ai
faite l'année derniere : elle eft extraite
de mon regiftre cotté & paraphé par le
Juge, page vingt-troifiéme. Je vous prie
d'être perfuadé que je l'ai rédigée, comme toutes celles que je fais journelle-
ment, avec une très-grande exactitude.
J'aime à obferver fcrupuleufement les
mouvemens de la Nature & fes variétés fur la geftation & dans les accouchemens.

F iij

OBSERVATION.

Le 17 Janvier 1763, j'accouchai Gabrielle Gautier, femme de Jacques Renault, Bucheron, de la Paroiſſe de Saint Etienne de cette Ville de Nevers, d'un fils. L'accouchement fut laborieux, rapport à la groſſeur exceſſive de l'enfant, qui avoit vingt-trois pouces de long, & peſoit dix-huit livres, la mere l'ayant porté onze mois moins quelques jours, à ce qu'elle m'a aſſuré; fondée ſur ce que depuis huit ans qu'elle eſt mariée elle n'a eu que trois fois ſes regles, à l'iſſue deſquelles elle eſt devenue trois fois groſſe; que la derniere fois que ſes regles l'ont priſe, ç'a été vers le vingt de Février 1763, tems du carnaval; qu'elle a ſenti très-fort ſon enfant vers le commencement de Juillet ſuivant, que même les mouvemens lui en parurent ſi fort qu'elle crut accoucher alors; qu'à la fin du mois d'Octobre elle eut des douleurs pour accoucher; mais que ces douleurs ſe calmerent, pour recommencer le dix-ſept Janvier ſuivant, qu'elle accoucha effectivement.

La matrice ayant ſouffert une violente extenſion pour contenir un ſi gros enfant, eut beaucoup de peine à se contracter après l'accouchement ; ce qui occasionna une grande perte de sang lors du détachement du placenta , quoique j'eusse pris la précaution de différer plus de vingt minutes à en faire l'extraction , pour donner le tems aux fibres de ce viscere de sortir de l'inertie , où la trop grande distension les avoit jettées, & leur faciliter le moyen de reprendre leur ressort, afin d'opérer la contraction de cet organe & fermer par-là les bouches béantes de ses vaisseaux, qui avoient été abouchées à ceux du placenta. Cette perte , qui , sans les précautions que j'ai prises, seroit probablement devenue funeste , a cédé aux secours de l'art. L'enfant a paru sans vie en naissant, je l'ai ondoyé sous condition, & ce n'a été qu'après lui avoir insinué de l'air dans le poumon , à différentes reprises , qu'il a commencé à respirer & à vivre.

La mere s'est rétablie en peu de tems, & s'est bien portée ensuite. Cette femme, âgée d'environ trente-deux ans , est forte & d'une bonne santé ; son mari, au contraire , qui a environ une quarantaine d'années est foible & très-valétudinaire.

Je vous prie, Monſieur , de vouloir bien recevoir favorablement mon foible ſuffrage ſur votre excellent ouvrage, & l'obſervation que j'y joins en votre faveur : je ſouhaiterois de tout mon cœur qu'elle pût aider à rectifier les préjugés de ceux qui croient que la Nature eſt invariable dans ſes opérations.

Si vous jugiez que cette obſervation fût digne de l'attention de votre célebre Académie, je vous ferois fort obligée, Monſieur , de vouloir bien avoir la bonté de la lui communiquer de ma part. J'ai déja eu l'honneur au mois d'Août 1762 , d'envoyer à cette illuſtre Compagnie deux obſervations ſur deux accouchemens, qu'elle a couronnées de ſon approbation & qui ont été enſuite inſérées dans le Journal de Médecine du mois d'Octobre ſuivant.

J'ai l'honneur d'être , &c.

Le raiſonnement de Madame Reffatin ſe concilie avec la bonne phyſique & le ſentiment des Auteurs de la meilleure trempe ; il eſt, de plus, ſoutenu de l'expérience & avoué du jugement ; ſes vues ne tendent qu'au bien de la Societé. Elle s'efforce de contribuer avec la bonne-foi naturelle aux perſonnes honnêtes, à déraciner les idées de ceux qui ſe laiſſent entraîner au torrent du préjugé. Qu'elle auroit à ſe féliciter, ſi ſon obſervation pouvoit avoir le ſuccès qu'elle mérite, & contribuer à perſuader ce que la pratique confirme !

J'eſpere que M. Louis ſera plus modéré lorſqu'il fera la lecture de ces obſervations, qu'il ne l'a été en faiſant celle de ma diſſertation. Je déſire ſincerement qu'il prenne aſſez ſur lui pour ne pas s'expoſer une ſeconde fois au repentir d'avoir argué des faits raiſonnés, & à les taxer inconſidérément de défaut de diſcernement & de juſteſſe de la part de ceux qui les produiſent. Il doit en effet faire enfin attention qu'il eſt déſagréable pour lui, qui, par état, doit bien penſer & ne rien hazarder, d'écrire que *le moindre démérite d'un ouvrage eſt de manquer de préciſion & de clarté dans le ſtyle, de montrer à chaque pas l'indigence d'inſtruction où l'Auteur eſt ſur le fond du ſujet*, & de publier *qu'il manque des connoiſſances les plus communes ;* d'autant plus que les Magiſtrats qui ont jugé en premiere inſtance ont été convaincus de la vérité de mon aſſertion. La prévention de M. Louis le fait tomber lui-même dans le défaut contre lequel il se récrie ; après cet avertissement, j'ai lieu de présumer, s'il s'en avise , qu'il citera Mauriceau & Venette plus adroitement qu'il ne les a rapportés ; autrement , il donnera lieu à un carton à plus juste titre que je ne l'ai donné à l'endroit d'une épreuve de ma Dissertation, dont il est, par surprise, devenu propriétaire , & qui a en partie fourni matiere à son Supplément. Le conseil d'en faire l'addition ne m'a point été suggéré , comme il me le reproche ; je suis d'assez bonne foi pour avouer que les fautes typographiques, multipliées & ordinaires dans l'impression d'un ouvrage précipité, m'ont forcé d'ajouter huit cartons, au lieu d'un , comme il le publie ; mais j'oubliois que cette remarque étoit inutile, puisqu'il est démontré que M. Louis ne compte pas bien, défaut essentiel dans le cas présent. Pour completter cette partie, il me reste à mettre mon Critique piqué, hors d'état d'attribuer ces faits à une erreur de calcul de la part des meres ou des Sages-femmes.

Cependant afin de mettre en évidence la légitimité de la cause que nous défendons, on nous permettra d'établir pour faits certains, qu'il est encore des Auteurs de réputa-

tion, fcrupuleufement adonnés à la recher-
che des accouchemens , qui en rapportent
plufieurs arrivés à un an; mais pour prévenir
les mauvaifes difputes qui pourroient s'élever fur le degré de comparaifon, je me bor-
nerai à quelques exemples d'honnêtes femmes, qui dans le cas de viduité , font accouchées un an & plus après la mort de
leurs maris.

Voici la traduction de l'extrait d'un
fait communiqué à la Faculté de Léipfick par une femme à laquelle il étoit
furvenu. » Mon mari, dit-elle, mourut
,, fubitement après fouper , il y a eu un an
,, à la fête de Saint Michel. Je ne pen-
,, fois pas être groffe, malgré les conjec-
,, tures que plufieurs de mes amies tiroient
,, de la diminution de l'embonpoint de
,, mon vifage, & l'attention qu'elles fai-
,, foient à d'autres fimptômes ordinaires à
,, la groffeffe. Je m'apperçus cependant
,, de fa réalité, quatorze jours devant le
,, carnaval. M'étant perfuadée , d'après
» mon calcul, que j'accoucherois vers la
,, Saint Jean , je préparai tout ce qui étoit
,, néceffaire pour cette opération. J'appel-
,, lai plufieurs fois la Sage-femme ; mais
,, fon fecours me fut inutile. Mon ventre
,, s'enfla fi prodigieufement , que je fus

,, privée de la liberté de marcher, &
,, forcée de garder le lit pendant onze
,, femaines entieres que j'eus une perte
,, continuelle, & au bout defquelles j'ac-
,, couchai, par un effet de la Providence,
,, avec affez de difficulté, d'une fille auffi
,, volumineufe qu'un enfant né depuis fix
,, mois ; ce qui faifoit un an & treize jours
,, depuis la mort de mon mari.

La Faculté de Léipfick, qui met ce fait au nombre des très-rares, reconnut encore vers la fin de l'année 1679, la légitimité d'un enfant né après un an & plus de grof-feffe.

Nous ne voyons dans l'expofé de cette femme aucunes circonftances qui doivent paroître incroyables & fabuleufes, qu'à ceux qui de gaieté de cœur font confifter l'importance dans l'incrédulité. M. Louis a donc tort de dire, pages 69 & 70 de fon Mémoire, *que fi cette affaire avoit été por-tée en Juftice, ou que la Faculté eût prévu qu'une fimple attention donnée à la requifi-tion d'une femme* (à laquelle elle ne pou-voit fans injuftice la refufer,) *pour impo-fer filence* aux calomniateurs, *eût été confer-vée & rendue publique, elle auroit pris plus de précautions.* Il n'y a rien d'avantageux pour fon fentiment à conclure de ce que la même Faculté avoit différemment décidé quelques années auparavant, sur une naissance arrivée dans l'onziéme mois ; comme je l'ai fait remarquer dans ma dissertation. Dans le premier cas, elle s'en étoit servilement rapportée au sentiment de quelques Copistes d'Hippocrate, dont la fidélité est suspecte, puisqu'on en trouve qui la contredisent, & elle ne voulut décider dans le second qu'après avoir approfondi lumineusement la question. Philippe Hoffman (*a*) rapporte un accouchement arrivé à un an, qui fut déclaré légitime, eu égard à la chasteté de la mere. Tout autre que mon Adversaire ne considerera jamais la vertu d'une femme comme une chimère qui doit être comptée pour rien, dans une affaire où cette qualité a les droits les mieux fondés. Comme mon dessein est de ne pas faire usage des histoires des femmes qui ont été privées de partager la couche nuptiale, par la longue absence de leurs maris, quelque vraies & favorables qu'elles soient dans l'affaire présente, je n'engagerai pas de faire

---

(*a*) *De insig. puerp. temp. cap.* 2. §. 10. *pag.* 41.

attention à celle que rapporte Michel-Bernard Valentin, pag. 37 & fuiv. de fon Traité Médicolégal, où il cite l'accouchement furvenu à la femme d'un Militaire pendant l'abfence de fon mari, après un an de groffeffe, & dont l'enfant fut déclaré légitime par la Faculté d'Ingoftalt. Je ne reviendrai pas à Spigel, qui reconnoît la légitimité des enfans nés à un an : *quod præter naturam accidere quoque poſſit, ut fœtus prodeat maturus in lucem menſe duodecimo, & ſi nullum adhuc habeam exemplum, non negabo, quia ultra duodecimum menſem decimo tertio, decimo quarto, decimo quinto prorogari aliquando partum, tum veteres, tum recentiores nobis obſervárunt.*

On voit que cet Auteur dont la fcience eft reconnue par M. Louis lui-même, puifqu'il l'appelle *fçavant Anatomiſte*, avoue la poffibilité de l'accouchement à un an & plus. Pline, qui croit à l'incertitude du tems de l'accouchement, en cite un arrivé à treize mois de groffeffe.

Je confens également à ne pas faire ufage du rapport de Dortoman, qui en rendant fa vifite à Peirifkius, un de fes malades, un peu plus tard que de coûtu-

me, lui donna pour raiſon, qu'il avoit
été retenu à une conſultation faite au ſujet
d'une femme groſſe de vingt-trois mois,
qu'elle avoit eu de ſon premier mariage,
quelques enfans à neuf mois, & de ſon
ſecond trois à différens termes ; le premier
à onze, le ſecond à quatorze, le troiſiéme à dix-huit mois de groſſeſſe, & que
tous ces accouchemens avoient été laborieux ; & que craignant pour le quatriéme, elle avoit pris le parti de faire
une conſultation de Médecins, afin d'ap-
prendre s'ils pouvoient en prévenir les ac-
cidents.

Je ne prétends pas plus tirer d'avanta-
ges d'un accouchement de quinze mois,
arrivé à une noble Vénitienne, à l'âge
de ſoixante ans ; quoique l'hiſtoire ſoit
hors de tout ſoupçon ; ni de celle qui
eſt rapportée par Harvée, (a) *Non ita*
pridem profecto fuit apud nos mulier, quá
factum in utero ſexdecim amplius menſi-
bus geſſit eumque ultra decem menſes (plu-
ribus ejus rei conſciis) hinc illuc variè ſe
ſe commo ventem ſenſit tandemque vivum
peperit.

____

(a) *De part.* pag. 503.

M. Louis me permettra de ne pas avoir
la même complaifance pour celle d'une
fille qui accoucha à feize mois de groffeffe , d'autant mieux qu'elle remplit fon
défir , pour être diffuadé de fon affertion.
Car il a dit plus d'une fois , fi après avoir
renfermé une femme ou une fille , ou l'a-
voir gardée à vue , elle accouche au-delà
du terme ordinaire , je me rends à cette
évidence. J'ai précifément de quoi le fatisfaire. Une jeune fille de Léipfick fe plai-
gnit d'être groffe des faits d'un jeune
homme riche , & le traduifit en Juftice.
Les Magiftrats fe rendirent aux follicita-
tions des amis du coupable , qui deman-
derent la détention de cette fille dans
une maifon de force , où elle fût renfermée & gardée à vue. Elle parvint à neuf
mois de groffeffe , le ventre fe tumefiant
de jour à autre , & n'accoucha point à
ce terme. Le Médecin foupçonnant alors
que la matrice ne renfermoit qu'une
mole qui y avoit contracté adhérence,
lui appliqua fur le bas-ventre des cata-
plafmes faits avec la farine de graine de
lin , &c. dans la vue de détacher ce corps
étranger , & les continua jufqu'au feiziéme mois , dans lequel elle accoucha

cha d'un enfant qni vécut deux jours (*a*).

Nous ne finirions pas si nous voulions exposer ici les accouchemens arrivés après les gestations prolongés au-delà de ces termes très rares, mais averés par les Auteurs qui en font mention.

Ainsi, d'après ces faits dont la possibilité ne peut être revoquée en doute, à quiconque voudra réfléchir sur la structure de la matrice, que nous avons exposée, sur ses maladies, sur celles de l'œuf, de l'embryon, du placenta, de la mere & autres causes, d'après ce dernier surtout, qui est si bien au vœu de M. Louis, est-il en droit de refuser de se rendre à notre opinion, & de continuer de fixer le terme de la gestation à neuf mois préfix? Peut il méconnoître la légitimité du fils de Charles, dont la naissance n'est arrivée après la mort du pere, qu'au terme reçu par Hippocrate.

Ce fut l'opinion de ce Medecin, suivant quelques-uns de ses Traducteurs, qui en imposa aux Romains, ce fut son autorité qui servit de bâse à leurs loix. Ils respecterent en

____

(*a*) *Thom. Bartholin hist. anat. Cent.* 3*a. hist.* 51*.* *pag.* 101.

G

ce point l'antiquité. Les François éclairés du flambeau d'une Anatomie raisonnée , inconnue à Hippocrate , & de l'expérience qui prévaut au raisonnement chez les peuples qui sçavent se rendre à l'évidence , ont essayé d'éclaircir les causes après avoir eû des certitudes des faits , pour les concilier avec la physique ; c'est ce qui a servi à faire loi.

Mais quand je n'aurois pas pour moi des preuves incontestables de la justesse de mon opinion , la question devroit au moins rester indécise , jusqu'à ce que mon adversaire eût démontré que l'accouchement est fixé indispensablement , & immuablement à neuf mois , ce qui lui reste toujours a faire.

M. Levret , qu'un rare mérite , & l'expérience dans l'art des accouchemens , éléva à la place éminente qu'il occupe , (a) ne balance point à se décider sur le sentiment équivoque de Mauriceau touchant la possibilité des accouchemens au-delà de dix mois. Voici comment il s'explique.

____

(a) *A. Levret est Chirurgien-Accoucheur de Madame la Dauphine.*

Cette décision est un peu hazardée, car on ne peut raisonnablement détruire le dilemme suivant: la Nature peut être tardive, & si elle peut s'accélerer de deux mois, pourquoi ne pourroit-elle pas être en arriere d'un? en effet, ou il n'y a jamais d'enfant de sept mois à terme parfait, ou il peut y en avoir à neuf qui ne le font pas encore: or il est prouvé incontestablement qu'il y a des femmes qui accouchent à sept mois d'enfans aussi forts & aussi vigoureux que s'ils en avoient neuf, & que d'autres mettent au monde à neuf mois des enfans si petits & si foibles de constitution, quoique se portant bien d'ailleurs, qu'on seroit tenté de croire qu'ils n'ont que sept mois; donc si la Nature est precoce, elle peut être aussi lente dans son opération; ce qui evince beaucoup le sentiment de notre Auteur.

Sa réponse au 87e Aphorisme du même Auteur favorise également l'opinion de ceux qui croyent à la possibilité des naissances tardives.

Les enfans qui naissent après le terme de neuf mois entierement accomplis font toujours plus gros qu'à l'ordinaire.

Ceci, répond M. Levret, est vrai dans le cas où l'enfant, par quelques causes a nou~~se~~ inconnues, féjourne contre Nature dans la matrice, au-delà du tems où il auroit dû naturellement en fortir.

Enfin, continue Mauriceau, dans fon Aphorifme 88, les enfans qui naiffent font d'autant plus gros & robuftes, & d'autant plus viables, par conféquent, qu'ils approchent du terme le plus parfait, qui eft à la fin du neuvieme mois de la groffeffe. M. Levret convient de cette verité, pour les cas les plus ordinaires à tous égards; mais fe tient fur la négative, pour peu qu'il y ait quelques circonftances particulieres qui dérangent l'ordre des chofes les plus naturelles, cet Aphorifme, fuivant lui, fouffre des exceptions. M. Levret fait affez entendre dans fa réponfe au fecond Aphorifme qu'il penfe que des enfans féjournent quelquefois contre nature dans la matrice, au-delà du tems où ils auroient dû en fortir, que leur volume plus confidérable que celui qui leur eft ordinaire, ne vient que du long féjour oppofé à l'intention de la Nature, ce qui peut également arriver à un enfant formé à fept mois qui ne naîtroit qu'à huit ou neuf, comme à un enfant formé à neuf qui ne naîtroit qu'à dix ou onze.

Il explique son opinion avec autant de clarté dans ce qu'il répond à l'Aphorisme 88, en disant : » Des circonstances par-
,, ticulieres dérangent l'ordre des choses
,, les plus naturelles, conséquemment ,
,, les enfans ne naissent pas d'autant plus
» gros & plus robustes , & plus viables
,, qu'ils approchent du terme de neuf
,, mois, comme le prétend Mauriceau.

Mais afin de ne laisser à mes Lecteurs rien à désirer sur la certitude de l'opinion que j'ai adoptée, je vais seulement leur mettre devant les yeux, deux des plus grandes lumieres qui ont éclairé l'Europe de nos jours, & dont une brille encore, qui donnent le plus grand poids à la possibilité des accouchemens tardifs. Je veux parler de Maningham & de Vanswieten.

Le premier, qui réunissoit à la plus profonde théorie la plus saine pratique , considéré par le sçavant Collége des Médecins, & la fameuse Société Royale de Londres, comme celui qui dans la Médecine mérita à plus juste titre les honneurs dus à un profond Théoricjen & un très-docte Praticien ; ce grand homme , dont le célébre Boemer a eu une si haute idée, qu'il a cru devoir rendre ses Ouvrages publiques en Allemagne , s'explique ainsi. *Fieri potest , res ita se habere possunt , ut mulier utero gerat , à septem ad undecim menses.*

Le célébre Vanswieten , page 516 du quatriéme Volume de ses Ouvrages, qui vient de paroître , s'explique assez clairement pour exercer M. Louis.

Verum quidem est , dit ce grand homme, *certa observata semper prævalere in Medicina, quantumcumque ratiocinium etiam videatur probare oppositam sententiam ; sic Peu testatur plurimos infantes septimo mense prodire robustos & vegetos , octavo autem mense ut plurimùmdebiles & vix vitales ; contrariam tamen sententiam , ex multiplici observatione tuetur* Mauriçeau.

Cet Auteur respectable à tous égards , soumet le raisonnement à l'expérience. On sent de-là ce qu'il penseroit d'un ouvrage privé ce ces deux qualités. Sa prudence, égale la subtilité de son génie. Sans s'arrêter, d'après Mauriceau, à la simplicité du nom de Peu, il abandonne à Drélincourt l'honneur de la décision.

Il est facile de se convaincre qu'il n'a pas le même égard pour l'opinion de M. Louis, puisqu'il dit : *Cum ergo ex ante dictis satis constet, terminum graviditatis satis incertum esse, non tantùm in diversis, verum etiam in eâdem muliere, dicendum erit de illis signis, quæ partum brevi futurum designant, uti & de illis, quæ actu parturire gravidam docent, & ex quibus indiciis partum facilem aut difficilem futurum, cognoscere possit Medicina.*

Je pourrois aller avec sûreté plus loin, & avoir des prétentions fondées sur la possibilité des mêmes variétés dans les brutes. Le sçavant Naturaliste M. Chanvalon, me fournit de solides appuis dans les Remarques qu'il a faites sur les variations frappantes qu'il y a aux Isles parmi les animaux qu'on y transporte de l'Europe, touchant le terme de la Gestation.

Le supplément à la thèse de Gerard-Waquer , m'offre trois exemples foudroyants pour mon adversaire. Je ne puis me dispenser de les rapporter, espérant que mes lecteurs m'en sçauront gré.

C'est le fameux Heister qui parle.

La Femme d'un Libraire de wolffenbuttel nommé Freitagius , accoucha treize mois après la mort de son mari. Curieux de sçavoir la vérité d'un fait si rare, je mis en œuvre tout ce qui pouvoit m'en éclaircir & je ne pus en avoir le moindre doute ; après les perquisitions les plus attentives. Les parens de la veuve , excités par des gens mal intentionnés , eurent quelqu'envie de disputer la légitimité à l'enfant né à ce terme après la mort du pere ; mais réflexions faites aux vie & mœurs de la veuve, & à l'assiduité qu'elle avoit eue à ne pas quiter sa maison, & sur-tout sa boutique, où elle avoit été régulierement observée , ces héritiers abandonnerent le dessein qui leur avoit été suggeré de poursuivre une innocente. Façon de se comporter digne de remarque, dit Heifter, dans un fiécle où le plus leger foupçon de libertinage, eft regardé comme une conviction.

„ Poftquam de *Partu Tredecimeftri differ-*
„ *tatio* typis jam excripta effet, ego, Præ-
„ fes, ad ægrum quemdam, wolffenbutte-
„ lam, ubi partus ille olim contigerat, vo-
„ cabar : cùmque ibi effem, virum, cui
„ mulier illa, quæ decimo tertio poft mor-
„ tem mariti menfe fœtum ediderat, fecun-
„ dis votis nupta erat, adibam, ut rerum ha-
„ rum ftatum adhuc intimiùs, pluraque,
„ quam antea noveram, de partu illo co-
„ gnofcerem, eoque mihi ipfi, aliisque,
„ uberius fatisfacere poffem. Prior hujus
„ mulieris maritus erat Godofr. Fretagius,
„ bibliopola quondam wolffenbuttelenfis,
„ inter eruditos his in terris & bibliopolas
„ fatis notus; alter vero Jofephus Chrifto-
„ phus Mifnervus, nunc quoque bibliopo-
„ la wolffenbuttelenfis, atque ob inftruc-
„ tiffimam officinam librariam & eruditis &
„ bibliopolis haud incognitus. Hic Fritagii

„ in officina libraria minister five famulus
„ quondam erat , vir juvenis boni nominis
„ & honeftus , atque post mortem hujus, in
„ ædibus defuncti , viduæ nomine, bibliopo-
„ lium continuabat , teftisque oculatus èft
„ omnium , quæ intereà temporis in ædibus
„ hifce contigerunt. Hunc adivi, & , no
„ mox , quid vellem , intelligeret , & forte
„ tergiverfatetur , fermonem de libris no-
„ vis , quos nuper ex ultimis nundinis Lip-
„ fienfibus , aliis ve peregrinis regionibus
„ accepiffet, primum inftitui. Tandem quæ-
„ fivi , an infans ille , decimo tertio , poft
„ mortem anteceffioris fui Freitagii , menfe
„ editus , adhuc in vivis effet , & quomo-
„ dò fe haberet ? Hic mox infantem hunc ,
„ qui puella eft , & jam annum feptimum
„ agit , arcefli curavit , mihique eam &
„ vivere & valere monftravit. Ego , an re-
„ vera hujus puellæ pater effet defunctus
„ Fretagius ? fubridens , & quafi dubitans
„ rogabam. Hic nihil hac re certiùs effe
„ per Deum & omnia facra mox affirma-
„ bat , addendo, fe femper poft obitum

„ Freitagii in ædibus & officina hac , ubi
„ colloquebamur , libria , verſatum eſſe ,
„ viduam mulierem fuiſſe piam , caſtam ,
„ honeſtam ac ſimul triſtiſſimam , nullum-
„ que prorſus intereà commercium cum
„ viro quocunque habuiſſe ; ac neminem
„ neque virum neque juvenem , quamdiu
„ vidua erat , (ſi Medicum , quandò ægro-
„ taret , excipiat,) eam acceſſiſſe ; ſed ma-
„ trem ſolùm ipſius nonnullasqən amicas
  ei continuo adſtitiſſe , ſeque omnes , qui
„ eam adire voluiſſent , videre & obſervare
„ potuiſſe. Quicunque enim eam adire vo-
„ luiſſent , illis per officinam librariam ne-
„ ceſſariò tranſeundum fuiſſet : ſe verò ſanc-
„ te jurare poſſe , neminem niſi dictas mu-
„ lieres , & Medicum , quando malè ſe
„ haberet , ad eam veniſſe. Et licet forte
„ quidam ſint , qui ſiniſtrè de ſeipſo , quaſi
„ mortuo marito cum vidua hac incaſtè
„ vixiſſet , judicaſſent , aut ſaltem ſuſpicati
„ eſſent ; ſe verò Deum immortalem atque
„ omniſcium , teſtem invocare , quod hoc
„ falſum atque confictum ſit : & quód tunc

„ temporis hujus viduæ caftitatem fartam ,
„ tectam & illibatam reliquerit, puellam
„ que hanc, quam viderem, reverà non
„ fuam effe, fed ad Freitagium defunctum,
„ cujus etiam hæres aliquando futurum
„ pertinere, à quo & ædes & bibliopo-
„ lium provenirent. Ut vero hoc & ego &
„ alii tanto certius credere poffemus, plura
„ narravit, quæ perfuadebant: ex quibus
„ primum erat, quod affines Freitagii,
„ malevolorum inftinctu, litem quidèm
„ puerperæ huic tredecimeftri intenderent,
„ eam que etiam ad Principem deferrent.
„ Verùm re penitùs perpenfâ, vitæ femper
„ bene caftiffimeque ante actæ, rerumque,
„ quæ durante ipfius graviditate acciderant,
„ probe confcii atque memores, a lite &
„ hæreditate fatis larga, quam alias obti-
„ nere potuiffent, fponte rurfus abftine-
„ bant: quod profecto homines hoc tempo-
„ re, ubi vel minimum rei à vidua male
„ actæ indicium, vel aliquod, etiamfi le-
„ viffimum aggrediendi hæreditatem fun-
„ damentum perfpiciunt, vix ac ne vix

„ quidem negligere folent.

   „ Deinde argumentum adhuc fortius pro
„ veritate partus tredecimeftris militans,
„ mihi narravit ; quod qui credere nolent,
„ omnem fanam rationem exuifle videan-
„ tur. Nimirum, poftquam hic Meifnerus
„ viduam illam tandem in matrimonium
„ duxiffet, atque prægnans reddita effet,
„ iterum circa medium geftationis tempus,
„ menfe nimirum quinto calculi fui, qui
„ Februarius erat, & ipfa & maritus alvi
„ incrementum motumque fœtus in utero
„ cognoverunt : cumque ex illo confueto
„ prægnantium calculo, menfe Junio, cir-
„ ca feftum Pentecoftes illius anni, parere
„ debuiffet, omnia que ab ipfa & matre ;
„ quæ continuo cum ipfa fuit, ad partum
„ parata effent, eumque in dies expecta-
„ rent tamen ab eo tempore & ipfa & ven-
„ ter in eodem ftatu, fine ulteri incre-
„ mento perfeverabant, & partus om-
„ nium, quibus hæc non ignota erant, &
„ imprimis affinium ac vicinorum admira-

„ tione , Octobri demum menfe continge-
„ bat.

„ Verum nec adhuc fufficit. Nam cum
„ altera vice in hoc matrimonio gravida
„ redderetur, circa Pafchatos tempus , fe-
„ cundnm calculum ordinarium ipfi fuiffet
„ pariendum; at in Augufti menfis princi-
„ pio fœtum demum edebat. Undè patet
„ mulierem hac menfe decimo tertio non
„ folùm ter peperiffe, verùm fæpius fine
„ dubio tales partus in matrimonio contin-
„ gere ; qui vero, quia nullius intereft,
„ nec litis caufam præbent, negliguntur.
„ (Illuftra hinc §. XVI. differtationis de partu
„ tredecimeftri, pag. 60.) Tertium cum
„ in matrimonio hoc imprægnaretûr, & ad
„ quintum graviditatis menfem perveni-
„ ret ; ut valetudinaria, & nephriticis cum-
„ primis fymptomatibus fubinde obnoxia
„ effet, ita fimilibus, iifque vehementif-
„ fimis doloribus tunc correpta , ingentem
„ fanguinis corrupti, putridi ac fœtidi co-
„ piam per vaginam excrevit , abortum
„ tandem paffa , paulò poft animam expira-

„ vit. Quæ omnia fane evincunt, mulie-
„ rem hanc non femèl, fed aliquoties,
„ tam diuturnam graviditatem paſſam eſſe ;
„ eamque vel ob valetudinarium ipſius vi-
„ tæ ſtatum, vel ob uteri peculiarem quan-
„ dam, ac pravam conſtitutionem : quibus
„ denique effectum eſſe videtur, ut tan-
„ dem hanc ob cauſſam, una cum fœtu,
„ vitam amiferit.

„ Ne vero Meiſnero foli crederem ,
„ viro ceteroquin honeſto, & cui ex menda-
„ ciis hac in cauſa nullum jam ampliùs lu-
„ crum ſperandum ; Medicum defunctæ ,
„ virum, eruditione, candore, uſu medico,
„ aliisque multis nominibus illuſtrem, D.
„ Io. Henr. Burckhardum , fereniſſimi
„ Brunſuicenſium ac Luneburgenſium Du-
„ cis, Auguſti Wilhelmi, Conſiliarium &
„ Archiatrum digniſſimum , qui , ut ſciunt
„ qui ipſum norunt, nihil minùs amat, quam
„ mentiri, aut turpiter mulieribus aſſentari ;
„ fed qui, ut loquuntur ,nudam femper ve-
„ ritatem amat , quique etiam fimul tam
„ prudens, cautus atque circumſpectus eſt,

,, ut non facile a mulierculis ejus modi in
,, rebus imponi fibi patiatur : hunc , in-
,, quam, virum prœftantiffimum, tanquam
,, teftem oculatum , fideque , fi ufquam
,, alius , digniffimum, adii , & pum vera ea
,, fint, quæ bibliopola Meifnerus , cum de
,, diuturna graviditate , tum de fymptoma-
,, tibus & morte uxoris mihi narraverat ,
,, ipfum particulatim interrogavi. Hic igitur
,, pro confueto candore fuo , omnia hæc
,, vera effe affeveravit , nihilque fictum aut
,, falfum hac in re ipfum mihi retuliffe ferio
,, pronuntiavit; fe una cum matre defun-
,, ctæ , aliisque honeftiffimis ac pruden-
,, tibus mulieribus , quæ ipfi durantibus
,, his ce graviditatibus fæpiùs ac fere perpe-
,, tuò adftiterunt, rem, prout acta eft, vi-
,, diffe : quæ etiam omnia examinarunt ma-
,, nibusque palparunt ac tetigerunt, quæ-
,, que à muliere , ut defuncta erat , candida
,, quidem & honefta , fed neque aftuta
,, neque callida, omnes fe tam turpiter,
,, tam fæpe quamdiù falli fane non per-
,, miffiffent ; adeoque clariffimus Archia-
,, ter

„ ter unicuique, qui id defiderat, adhuc
„ uberius de rei hujus veritate teftari prom-
„ tus eft atque paratus, ne ulli forte adhuc
„ ullus dubitationis locus relinquatur. Ipfe
„ etiam Meifnerus ultro mihi conceffit ,
„ ut nomina huic hiftoriæ (quod quia
„ multis ingratum eft, in ipfa differtatione
„ omittenda curavi) adderem, quo obfer-
„ vationibus hifce raris, at notatu digniffi-
„ mis, tanto majus pondus conciliaretur :
„ dum increduli ipfos rei geftæ oculatos
„ hos teftes hoc modo interrogare, atque
„ de omnibus circumftantiis ac dubiis tan-
„ to fe certiores reddere queant :
Verùm re penitùs perpenfâ, &c.

On voit, que la même femme fe maria en
fecondes noces, devint groffe, & que tous
les fignes qui caractérifent une groffeffe
certaine, s'étant annoncés au mois de Février, croyant en conféquence accoucher
vers la fin de Juin, fuivant le calcul qui
en avoit été fait, tout étant même préparé
pour les couches, elle n'accoucha cependant qu'à la fin d'Octobre fuivant.

H

Enfin elle devint groffe pour la troifiéme fois, & accoucha encore à treize mois
de geftation. L'Auteur finit par faire remarquer, que fi l'on donnnoit toute l'attention que l'on doit à toutes les groffeffes, on reconnoîtroit que les accouchemens retardés font très-ordinaires.

Burchkard, ajoute Heïfter, Wilhel-
mus, Hoffman, le Collége des Médecins
de Halle, celui d'Helmftat, Valentin,
Amman, Zittman, Godefroid, Wilduo-
gelins, l'Académie des Sciences de Paris,
Stryckius & autres, regardent ces accouchemens comme très-poffibles, & décla-
rent les enfans qui en viennent légitimes. Après ces faits, les conféquen-
ces font faciles à déduire. *Ab actu ad poffe
valet confecutio* ; mais nous avons prouvé
cette poffibilité par la ftructure même de
la matrice ; de nouveaux argumens feroient de trop.

QUATRIEME PARTIE.

MONSIEUR Louis, en Citoyen attaché au bien de la Patrie, publie qu'il appréhende, si l'on m'écoute, que la France ne soit inondée d'enfants posthumes, fruit malheureux, selon lui, du libertinage des femmes, qu'il croit devoir attaquer généralement & sans distinction. Il espere par ce coup de théâtre outré & hors de place, faire partager sa crainte aux Magistrats, & les empêcher de se rendre à l'évidence de la possibilité des naissances tardives.

Il va plus loin; en rigoriste injuste, il ne veut pas permettre les informations de vie & de mœurs que je propose. Ne pourroit-on, en le voyant se refuser à cet acte de justice, accuser son prétendu attachement au bien public, de l'envie de favoriser la voracité des Collatéraux? Je passerois en-

H ij

core à Monfieur Louis fon ardeur à écrire
favorablement pour eux, & les craintes
qu'il a qu'un intrus illégitime ne jette le
trouble & l'allarme dans les familles, fi
l'accouchement de Renée étoit le feul arrivé jufques ici à dix mois & demi ; mais
on fçait, & il ne doit pas l'ignorer, qu'il
y a eu des enfans nés à ce terme dont la
légitimité a été confirmée par les Magiftrats, fans que cet acte de juftice ait été
fuivi du malheur dont il nous menace pour
l'avenir.

Nous ne voyons pas indifféremment, qu'on
ofe attaquer les Arrêts des Tribunaux les
plus refpectables, dictés fur les conclu-
fions de M. l'Avocat Général Talon, &
prétendre qu'il eft permis de croire que
la loi feule décida dans cette affaire. Il
eft aifé de concevoir que la Cour, auffi
éclairée que refpectable, ne confentit à
faire cette loi, que d'après le plaidoyer
de ce profond & grand Magiftrat, & que
cette fage & équitable loi n'eft qu'une
conféquence de l'inftruction certaine que
les illuftres Membres, dont étoit com-
pofée l'affemblée, avoient des opérations
de la Nature. Peut-on donner une autre

interprétation à cette belle. fentence ;
LA NATURE ET LA LOI ETABLISSENT LA
LEGITIMITÉ ? D'où dériva la Loi , fi ce
n'eft des connoiffances que les Légifla-
teurs ont de la marche de la Nature ? &
qui peut mieux inftruire de fa marche
que l'expérience ?

Les louanges accordées à un jugement,
*malgré l'opinion que Brillon voudroit en
donner* , font-elles admiffibles , après
avoir publié que Brillon ne peut être
blâmé de ceux qui aiment l'ordre public ? N'eft-ce pas vouloir allier la témérité de Brillon avec l'équité du jugement
dont on fait enfuite les honneurs à l'A-
vocat de la femme, qui cita le paffage
de Séneque, dans lequel les Magiftrats
reconnurent, ainfi que nous le reconnoif-
fons, autant de folidité que d'élégance ?

Ferrieres, tom. 1. de fon Dictionnaire de
Droit & de Pratique , au mot accouchement , s'explique ainfi.

» Il feroit impoffible d'établir une régle
» certaine & infaillible pour le tems de
» l'accouchement des femmes, que la Na-
» ture elle-même n'a pas abfolument pu fi-
» xer , puifque nous voyons tous les jours

» différens accidens avancer ou, retarder
» l'accouchement des femmes.

» C'eſt ſur ce principe que pluſieurs Ar-
» rêts ont déclaré légitimes des enfans nés
» dans l'onziéme mois, & même par-de-
» là, après la mort du pere.

Ce Juriſconſulte rapporte enſuite le jugement que porta Adrien, après avoir pris
l'avis des Médecins & des Philoſophes,
ſur un accouchement arrivé onze mois
après la mort du pere, dont l'enfant fut déclaré légitime.

Celui de Papyrius, qui admit à la ſuc-
ceſſion d'un particulier, un enfant né treize mois après la mort de ſon pere.

Celui du célébre Denis Godefroy, qui
ſe lit dans ſa note ſur la Novelle 39, où
il eſt remarqué que dans la maiſon du Sei-
gneur de Chapes, une femme étant accouchée quatorze mois après la mort de ſon
mari, l'enfant fut déclaré légitime. Voici
ce que dit cet Auteur.

Audio apud Pariſienſes, arbitrio doctiſ-
ſimorum Advocatorum, & inter eos Chap-

pæarum Domini , admiſſam fuiſſe viduam, quæ quarto menſe peperiſſet. His autem circumſtantiis omnes movebantur , quòd viduæ apud hæredes defuncti mariti viviſſet perpe- tuò diligenter ab eis aſſervata , nunquam à latere diſcedens eorum uxorum ; item quòd hæredes defuncti , nihil ejus honori ac pudicitiæ objicerent , quin de ſolemni ac perpe- tuo ejus luctu ob mariti mortem teſtarentur. Quod cum ità eſſet , putarunt tanti non ha- bendam opinionem communis partûs , reli- quorumque communium ut Matrona honeſ- tiſſima , cui nihil quidquam objiceretur præ- ter communem morem pariens non audire- tur ; ſed fortè periculum fuerit ut ſi paſſim admittatur , contra eaſdem Naturæ leges communes , tertiâ etiam menſe poſt matri- monium vitalis obtrudatur.

Cet exemple n'eſt-il pas ſuffiſant pour conclure en faveur de Renée , dès qu'il prouve évidemment la poſſibilité d'après le fait , duquel ce profond Juriſconſulte , re- connu pour un Auteur authentique & une des lumieres du Droit Civil , a été lui-même témoin oculaire ? Ne doit-il pas avoir un avantage décidé fur l'incrédulité outrée de Brillon, qui n'eft qu'un Compilateur, & dont on ne fait au Bareau qu'un cas fort médiocre ?

Godefroy dit dans le même endroit, que l'année entiere de groffeffe doit être confacrée à l'accouchement : *Quid annuus ergo partus non admitteretur ? cùm Gellius ex Homero probat annuum partum reperiri.*

Cujas, confidéré comme le pere du Droit, reconnoît dans fon Commentaire fur la même Novelle, & fur le Jurifconfulte Paulus, *fent.* 5. *parag.* 5. *& cap.* 19 *de præfcriptionibus*, que l'accouchement qui fe fait dans le onziéme mois eft légitime.

Brodeau, dans fon Commentaire fur M. Louet, lettre *E*, num. 5, cite un Arrêt rendu le 22 Août 1626, qui a jugé que l'enfant né le douziéme jour du onziéme mois après la mort du mari n'eft point légitime ; mais le même Auteur, lettre *J*, num. 4, parlant une feconde fois du même Arrêt, nous apprend quelles ont été les fuites.

La mere de cet enfant déclaré bâtard, fe préfenta pour fe faire adjuger fon douaire. Les héritiers de fon mari le contef- toient, fous prétexte qu'ayant eu pendant la premiere année de fon veuvage un en- fant déclaré illégitime, elle étoit convain- cue d'avoir deshonoré la mémoire du dé- funt, ce qui, fuivant toutes les loix, de- voit exclure cette femme de tous fes avan- tages matrimoniaux. Mais comme on ne put lui oppofer aucunes preuves de mau- vaife conduite, & qu'elle offroit même de faire celle de la régularité de fes mœurs, intervint Arrêt le 8 Juin 1632, qui lui ad- jugea fon douaire. Il y avoit certainement contrariété dans ces deux jugements, com- me dans les deux décrets de la Faculté de Leipfick. En effet, fi l'enfant en queftion étoit bâtard, il y avoit exclufion du douai- re pour la mere, puifqu'il n'eft du qu'à la bonne conduite. En lui accordant fon douaire, fa vie étoit reconnue pour être ir- réprochable, & fon enfant conféquemment pour légitime. Sur le fondement de cette contrariété, elle se pourvut en Requête Civile contre l'Arrêt du 22 Août. Après une plaidoirie solemnelle de deux Audiences, la cause fut appointée le 13 Mai 1645, & le 11 Mars 1651 la Requête Civile fut entherinée. Il a donc été jugé, après l'examen le plus long & le plus réfléchi, que l'enfant né le douziéme jour du onziéme mois après la mort de son pere, étoit légitime.

On voit que M. Louet a eu tort de ne citer que l'Arrêt rendu le vingt-deux Août 1649, qui est rapporté dans son entier au Journal des Audiences.

L'enfant qui étoit une fille fut maintenue & gardée en la possession de tous les biens de son pere absent & qui étoit reconnu pour paralytique, (maladie pour laquelle il étoit allé prendre les eaux). On ne peu disputer sur ce que l'accouchement étoit arrivé *constante matrimonio*, puisque l'absence du mari confirmée & avouée de toutes les Parties équivaloit au cas de mort.

Monfieur Talon, Avocat Général, étoit non-feulement fondé fur le paffage de Sénéque, mais même fur la poffibilité du retard de l'accouchement, d'après l'avis des Médecins & des Chirurgiens, & fur ce que les Appellans n'avoient ofé entreprendre d'accufer l'Intimée d'adultere ; d'ailleurs n'étant pas recevables après le décès de fon mari, il s'enfuivoit que l'enfant ne pouvoit être illégitime. Voilà précifément le cas de Renée.

M. le Nain, Avocat Général, à l'occafion de l'Arrêt du 28 Juillet 1705, rapporté par Augeard, dit : » que dans cette » queftion qui dépend entierement de la » Nature & de fes opérations, il étoit bien » difficile de fe régler par des Loix, & fur- » tout par des Loix étrangeres ; qu'encore » que les Loix Romaines foient regardées » dans plufieurs Provinces du Royaume, » entrautres dans le Lyonnois, comme la » Loi Municipale du pays, cependant » cette autorité du Droit Romain n'étant » fondée que fur un ufage, il ne feroit

» pas raisonnable de la faire prévaloir aux
» régles de la Nature, qui ne reçoit la loi
» de personne & qui, au contraire soumet
» tout le monde à son pouvoir.

» Les Loix peuvent bien régler ce qui
» est arbitraire aux hommes qui, après les
» avoir créées, se font une premiere loi de
» s'y assujettir ; mais elles n'ont jamais pu
» étendre leur autorité sur les mouvements
» & les ressorts de la Nature , à qui seule
» appartient le droit de donner un tems à
la naissance de l'homme.

» En effet, comment seroit-il possible
» d'établir une régle certaine & uniforme,
» pour un tems que la Nature elle-même
» n'a pas pu fixer, & auquel tout son
» pouvoir n'a pu encore donner de justes
» bornes, puisque nous voyons tous les
» jours différens accidens avancer ou re-
» tarder l'accouchement des femmes ?

» Cependant comme le terme de dix
» mois est le plus long terme de la gros-
» sesse des femmes qui n'ont point d'acci-
» dents extraordinaires, on peut, dans ces

» matieres , qui font toutes conjecturales ,
» établir de régle plus fûre que celle-ci ,
» c'eft à dire de déclarer illégitimes tous
» les enfans nés dans le onziéme mois
» après la mort de leur pere , à moins que
» des circonftances particulieres ne formaf-
» fent des préfomptions très-violentes en
» faveur de la veuve , & ne donnaffent
» lieu de croire que fa groffeffe a été plus
» longue que les groffeffes ordinaires.

» C'eft fur ce principe que plufieurs Ar-
» rêts ont déclaré légitimes des enfans nés
» dans le onziéme & même dans le dou-
» ziéme mois. Nous en avons un célébre
» pour l'onziéme mois , dont les circonf-
» tances font dignes d'être rapportées, afin
» de donner une idéé de ce qui peut por-
» ter les Juges à paffer fur les régles ordi-
» naires, dans des occafions auffi importan-
» tes que celles où il s'agit de l'état & de
» la fortune des hommes.

» Une veuve qui avoit vécu d'une ma-
» niere exemplaire pendant la vie de fon
» mari , déclara auffitôt après fa mort ,

» qu'elle croyoit être grosse , & se retira
» dans un Couvent. Neuf mois après , elle
» sentit toutes les douleurs de l'accouche-
» ment, mais ces douleurs se passerent
» sans qu'elle pût accoucher, & ses cou-
» ches furent retardées de deux mois. Com-
» me la conduite de cette veuve n'étoit
» point soupçonnée, qu'elle avoit déclaré
» sa grossesse aussitôt après la mort de son
» mari , qu'elle s'étoit même retirée dans
» un lieu non suspect, presque toute la
» famille reconnut pour légitime l'enfant
» dont elle accoucha. Un seul parent de
» mauvaise humeur lui contesta son état,
» qui fut confirmé par Arrêt.

M. le Nain faisoit attention aux circonstances. Or ces circonstances se deduisent
des causes sur lesquelles je me suis assez
étendu dans la troisiéme Partie de cet Ouvrage pour ne les plus rapporter.

L'autorité de ce respectable Magistrat,
qui attestoit ce fait dans un Tribunal aussi
imposant que l'est le Parlement de Paris,
& à la face du Public, qui attendoit la

décifion d'une affaire de cette importance, à laquelle enfin il avoit donné toute l'attention dont la profondeur de fon immenfe génie étoit capable, d'après le fentiment des Phyficiens les plus éclairés, eft préférable, je le penfe, à l'opinion de M. Louis.

Ferrieres n'oublie pas de faire mention de la naiffance de Rufus, qui ne naquit que dans le onziéme mois de groffeffe, & de l'accouchement d'une femme de foixante ans, qui n'arriva que dans le quinziéme. Ce dernier exemple eft trop extraordinaire, ajoute-il; mais il avoue qu'il peut fervir à prouver que le terme des accouchemens n'eft pas toujours le même, & qu'on ne peut pas établir là-deffus une régle fi certaine, qu'on ne puiffe quelquefois s'en écarter par des confidérations particulieres ; auffi croit-on, d'après le fentiment des Philofophes, qu'il eft impoffible de fixer un terme certain & infaillible à l'accouchement des femmes, d'autant plus que cela dépend de la Nature & de fes

opérations , qui peuvent avancer ou recu-
ler, fuivant certaines rencontres & circonftances.

Quelque rigide que fût Brillon , il ne
refufe cependant pas d'admettre la décifion
des Auteurs, qui par état font à portée d'é-
claircir cette matiere. *Ces fortes d'Auteurs,*
ajoute-il , en parlant de *Mauriceau*, & de
tous les autres Praticiens qui ont embraffé
la partie des accouchemens, fervent à décider les queftions de cette importance.
Elles ne pouvoient, ni ne peuvent encore réellement être approfondies par Brillon ni autres , hors de portée de fuivre la
marche de la Nature , & de s'affurer des
égaremens qui lui furviennent.

Une Confultation des plus célebres
Avocats peut trouver fa place , je le
penfe, dans une partie qui renferme des
Arrêts dictés par la Magiftrature ; puifqu'elle ne prononce qu'après avoir ap-
précié la valeur des plaidoyers de ces
Jurifconfultes.

La gravité de Conrad-Philippe Offman
qui

qui la rapporte, nous la rend d'autant plus intéreſſante : En voici le précis.

„ Les Advocats de Paris les plus ver-
„ ſés dans la Juriſprudence, dit cet Auteur,
„ délibererent en faveur de la légitimité
„ d'un enfant né dans le quatorziéme mois
„ de la groſſeſſe de ſa mere, après la mort
„ de ſon pere, fondés ſur ce que la Veuve
„ avoit demeuré chez les héritiers de feu
„ ſon mari, & été à portée d'être obſer-
„ vée par leurs femmes, qui n'avoient
„ pas plus que les maris de reproches à
„ faire à ſes vie & mœurs, & parce qu'en
„ outre elle avoit inceſſamment, depuis
„ cet accident, donné des marques de la
„ douleur dont elle étoit pénétrée.

Ces obſervations ne laiſſent aucun dou-te ſur l'opinion qu'ils avoient de la poſſibi-lité du fait, & ne font entrevoir qu'un ſoup-çon déduit de ſa rareté, ainſi que le pré-ſentent tous les Jugemens prononcés par les Magiſtrats, qui n'en devant pas être auſſi certains que les Médecins & Chirurgiens exercés dans la pratique des accouche-mens, le font par état, ont bien voulu

I

rendre compte des motifs auxquels leur justice a cru devoir se prêter pour leur donner plus de force.

Je finirai par la relation d'un fait encore plus extraordinaire, duquel le Parlement de Rouen fut si frappé, qu'il le fit insérer dans ses archives. On y trouve qu'une femme ayant fait des efforts inutiles pour accoucher au neuvieme mois, accoucha réellement de l'enfant qu'elle portoit alors, à dix-huit mois de terme, & que la possibilité de cet évenement fut confirmée des Médecins & Accoucheurs, qui furent entendus pour dire ce qu'ils en pensoient.

J'aurois évité de donner encore de l'humeur à M. Louis, en me dispensant de lui prouver qu'il plaît à Hebenstreit, de l'autorité duquel il veut se prévaloir, ainsi que Messieurs ses Consultans, de leur être contraire dans plus d'un endroit, si cet Ecrivain ne publioit que les Tribunaux d'Allemagne ont fait une loi de Jurisprudence, de la possibilité de l'accouchement à onze mois & plus. Car on a vu que je n'ai pas voulu complaisamment tirer parti des contradictions du même Auteur.

Il peut arriver, dit cet Ecrivain moder-
ne, que l'accouchement soit différé jufqu'à la fin du dixiéme mois. *Poffet tamen
aliquid caufæ fubeffe, propter quam, partum ad decimi menfis finem differri opor-
teat.* Et dans un autre endroit, il confidere, (contre l'avis de M. Louis) comme
auffi folide qu'élégant, le paffage de
Sénéque, qui dit que la Nature eft maîtreffe de fes droits ; & il croit très-poffible
l'accouchement qui arrive dans le onziéme mois.

*Cùm adeoque poffibile fit, ad undecimi
menfis principium partum differri, cau-
fas, quæ incrementum fœtûs, ejufque ad
maturitatis culmen progreffionem cohibent,
adduci fas eft. Natura fui juris eft, nec ad
leges humanas componitur, aut femper ex
formula refpondet ; modò properat, modò
præcurrit, modò lenta eft & moratur. Quandò autem Naturam, effectuum corporeorum
effectricem nominamus, aliud quidpiam,
quam caufarum ad efficiendas aliquas mu-
tationes nexum atque efficaciam, in mente
haud habemus.* I ij

Il nous engage enfin de faire attention, que l'opinion de M. l'Avocat Général Talon étoit dûe au même Génie qui en a fait une Loi en Allemagne. *Hippocrates largitur tamen intrà undecimum legitimos nafci; ad cujus mentem etiam hodiernum juris Germanici eft excufare viduas; quod fi à morte mariti gravidæ, fuprà noni menfis finem partum differunt, & poffeffionem illis Leges ad undecimi ufque menfis primordium fuentur atque confervant.* Combien d'autres pourrois-je encore citer, dont la doctrine, fans avoir fait loi de Jurifprudence jufqu'ici, eft, fans contredit, bien fuffifante pour y déterminer la Magiftrature, dont les lumieres fupérieures fçauront dans tous les temps apprécier les nôtres?

Monfieur Louis n'eft pas plus heureux dans fon Supplément que dans fon premier Mémoire; il n'a détruit aucune des objections que j'avois oppofées à fon fyftême. Il ne fournit pas même de nouvelles preuves pour l'appuyer. L'air de triomphe qu'il affecte ne peut en impofer qu'aux Lecteurs inattentifs, qui n'approfondi-

ront ni fes raifons ni les miennes. Les plai-
fanteries auxquelles je me difpenferai de
donner des épithetes qui lui font ordinaires & qu'il manie beaucoup plus familie-
rement que la difcuffion réfléchie, pourront amufer quelques perfonnes, fans en
perfuader aucune.

Le Syftême Phyfiologique de la matrice, fur lequel il étaye fon opinion, ne prou-
veroit rien quand il feroit exact, & il refte-
roit toujours à établir qu'il ne peut y avoir
d'exceptions, pour des caufes extraordinaires, aux regles générales.

J'ai oppofé à ce fyftême des obfervations Anatomiques, & plus vraies &
mieux prouvées. Je m'en rapporte aux
Chirurgiens eux-mêmes qui ont figné fon
Supplément : je n'ai garde de l'imiter dans
l'imputation qu'il fait aux hommes éclairés,
célebres & refpectables, qui ont adhéré
à ma premiere Differtation. Ces hommes,
dont le fuffrage eft d'un tout autre poids
que celui de mon Adverfaire, méprifent
les injures qui tombent de trop bas pour
les bleffer. Je fuis fûr, au contraire, que

les Chirurgiens qui ont approuvé fa Conclufion, n'ont point envifagé toute la caufe , & qu'ils changeroient d'avis fi le travail exceffif dont ils font accablés en tout autre genre que celui des accouchemens, leur permettoit une difcuffion réfléchie.

Il eft prouvé que la Nature produit des enfans parfaits à 7 & 8 mois ; donc elle peut être précoce, donc elle peut être tardive, donc il n'y a point de terme prefix & invariable pour le terme de la geftation. Je demande à tous les Logiciens (exceptant Mr. Louis) fi cette conféquence eft jufte.

On ne peut juger de la variabilité & de l'invariabilité de la Nature , que par les obfervations des Maîtres de l'Art , & j'ai rapporté des faits favorables à mon Syftême , Faits conftans, Faits avérés. J'ai cité le témoignage des Auteurs les plus célebres depuis Ariftote , les obfervations les plus exactes anciennes & modernes , donc il eft prouvé que la Nature varie dans le terme de la geftation.

Quand les preuves de part & d'autre

feroient incertaines, lequel des deux fyftê-
mes doit-on adopter en bonne politique,
ou celui qui jette le trouble & le défor-
dre dans les familles, qui rend incertain
l'état des Citoyens, qui met l'inquiétude
& l'amertume dans le cœur des peres, le
défefpoir dans l'ame des meres, la défola-
tion parmi les enfans ; ou celui qui, conforme aux Loix établies contre des prétentions injuftes & injurieufes, laiffe aux
Citoyens l'état que la Nature leur a donné, & n'altere point la paix & la tranquil-
lité fi néceffaires à des perfonnes faites
pour s'aimer, & qui ont droit de s'efti-
mer ?

C'eft un Syftême que les Loix ont reconnu folide par les Arrêts que j'ai rapportés,
& qu'il eft inutile de rappeller de nouveau.

Si j'ai évoqué les cendres du malheureux
Charles, (expreffion que mon Adverfaire
s'eft efforcé de couvrir de ridicule) c'eft
que perfuadé de la validité de mon fentiment, je me fuis livré à cette tendre émo-
tion que le fort de fon Fils excite dans les
ames biens nées ; c'eft que, fenfible au mal-

heur qu'on cherche à lui fufciter, j'ai prêté la voix à fon Pere pour récufer la témérité d'un inconnu, d'un étranger à fa Famille, qui tentoit par un écrit dangereux à priver cet enfant & des biens qui lui font acquis, & de fon état, plus précieux encore.

Si les réponfes que j'ai faites aux objections générales, & aux argumens particuliers qui paroiffent de la plus grande force à mon Adverfaire, n'ont pas celle de le convaincre, fi enfin les raifons puifées dans la Nature même & les autorités des Auteurs anciens & modernes, tant Hiftoriens, qu'Obfervateurs, Naturaliftes, Médecins & Chirurgiens confommés dans la théorie & la pratique des accouchemens, ne peuvent le faire revenir de fon erreur; j'efpere au moins qu'il n'ofera pas plus que nous manquer de refpect à la voix de la Juftice dont les Tribunaux ont tant de fois retenti pour la défenfe de pareilles caufes.

F I N.

L E Cenſeur a répondu dans le Journal de Médecine pour le mois de Janvier 1764 , à la partie
de la critique qui regarde la doctrine , en diſant
qu'il n'implique pas contradiction , 1º de reconnoître que l'opinion qui aſſujettit l'accouchement
à un terme préfix , quoique vraiſemblable, a cependant beſoin d'être éclairé ; ce que contient l'Approbation : 2º. d'admettre, en ſignant une Conſultation, des faits rares & extraordinaires qui laiſſent
ſubſiſter la vraiſemblable du terme préfix dans
l'ordre ordinaire ou le plus commun de la Nature. Il donne enſuite ſon ſentiment plus affirmati-
vement, ſur les principes & le fait qui a donné
lieu à cette diſpute. Il penſe que l'on peut établir
ſur la théorie & l'expérience, que l'accouchement
ſe fait au même terme pour la plûpart des femmes ; qu'il y a des accouchemens retardés de beaucoup ; enfin , qu'il n'y a pas de déciſion contre
Renée dans la Juriſprudence médicale , ſans doute ; parce que la théorie ni la pratique ne peuvent
déterminer juſqu'où préciſément ces retards peuvent s'étendre.

Le Cenſeur m'a demandé d'ajouter ici, que dans
ſa réponſe que je viens de citer , on doit lire à
la page 69 , ligne 21 , & à la page 70 , ligne 12,
au lieu du mot, l'Anonyme; celui-ci, l'*Auteur*; &
qu'il déſapprouve cette inexactitude.

A

LE ſyſtême que je viens d'établir porte ſur des Obſervations Phyſiologiques , ſur des faits atteſtés, ſur des autorités des Maîtres de l'Art, ſur des Arrêts relatifs à la cauſe préſente. Dans une queſtion de cette importance il ne ſuffit peut-être pas de recourir à des Ouvrages anciens , à des Auteurs qui nous ont précédé, lorſqu'on a ſous la main des hommes bien capables de faire autorité dans une ſemblable matiere , & de fixer l'opinion publique.

Pour ne laiſſer rien à déſirer à mes Lecteurs, & pour éclairer , peut-être même , les Magiſtrats qui ont à prononcer ſur l'objet de cette conteſ-tation, j'ai crû devoir revêtir mon opinion du ſuffrage d'une partie ſuffiſante de Médecins & de Chirurgiens des plus diſtingués de Paris par leur probité , leur mérite perſonnel & leurs con-noiſſances acquiſes par l'étude & une expérience réfléchie. Dans cette vue je les ai priés de s'aſ-ſembler le 22 Janvier, pour délibérer ſur la queſ-tion que je viens de traiter. Quelque différence qu'il puiſſe y avoir entr'eux ſur des opinions ac-ceſſoires débattues entre mon Adverſaire & moi, telles que l'action de la matrice, &c. ils ſe ſont tous réunis ſur le point eſſentiel, c'eſt-à-dire, ſur la poſſibilité des naiſſances tardives. Tous conviennent du principe que j'ai établi & concluent avec moi ; que le terme de l'accouchément dans l'espece humaine peut s'étendre , & se prolonger jusqu'au onziéme ou douziéme mois , & même au-delà , & c'est ce qu'il falloit prouver. *Signé* , LE BAS.

CONSULTATION,

En faveur des naissances tardives.

LA Question que l'on nous propose de discuter a déja été traitée par plusieurs personnes dont nous honorons la probité , & aux lumieres desquels nous rendons justice. Les avis qui ont résulté de cette discussion n'ont pas été les mêmes , & cette diversité d'opinions a , peut-être , plus servi à multiplier les doutes , que le travail des Consultans n'a été utile pour les éclaircir : dans ces circonstances , on nous demande ce que nous pensons sur la question proposée : nous allons l'exposer avec candeur.

Nous n'osons pas nous flatter de ramener toutes les opinions à notre maniere de penser. Il y auroit à cela bien de la présomption , & bien peu de connoissance de l'esprit humain ; mais nous sommes persuadés que c'est un travail louable , & digne d'un ami de la vérité , de faire ses efforts pour la trouver & la montrer aux autres, quand on croit l'avoir rencontrée.

Voici la Queſtion ſur laquelle il s'agit de prononcer.

Le terme de l'accouchement dans l'eſpèce humaine peut-il s'étendre & ſe prolonger juſqu'au onzième ou douzième mois incluſivement, & même par-delà?

Nous répondons ſans détour que nous croyons la choſe poſſible, & nous ſommes convaincus que très-réellement elle a eu lieu pluſieurs fois.

L'action par laquelle un enfant ſort du ſein de ſa mere, eſt, ainſi que tout le monde ſçait, ce qu'on appelle du nom d'*accouchement*. Il ſemble que pour pouvoir déterminer ſi dans l'eſpéce humaine cette action a toujours un terme précis & invariable, ſans qu'il ſoit poſſible que ce terme prenne une plus grande extenſion, il eſt néceſſaire de fixer nos idées ſur les principaux points relatifs à cette action. Nous allons eſſayer de le faire le plus briévement qu'il nous ſera poſſible.

C'eſt d'abord une vérité aſſez-généralement admiſe parmi les Phyſiologiſtes, que l'enfant ne ſort de la matrice que parce qu'il en eſt chaſſé, qu'il eſt purement paſſif dans cette ſortie, & qu'alors il ne peut faire aucune action, aucun effort, qui puiſſe l'accélerer.

Ce n'eſt pas ici le lieu de prouver que ſes efforts, s'il en faiſoit, ne pourroient être que très-
nuiſibles à la mere, & ne feroient qu'oppoſer
des obſtacles à ſa ſortie, à lui-même : il nous
ſuffira, pour convaincre ceux qui douteroient
de la vérité de ce que nous venons d'énoncer,
de leur faire obſerver que, toutes choſes d'ailleurs égales, la matrice ſe délivre de même, &
ſouvent plus aiſément d'un enfant mort que
d'un fœtus vivant, qu'elle expulſe de ſa cavité
& les moles & les fungus & les caillots de ſang,
quelquefois énormes, qui s'y ſont formés ; &
nous ne croyons pas qu'il ſoit poſſible d'imaginer
que toutes ces choſes ayent une action quelconque propre à aider, ou à procurer leur expulſion.

C'eſt une autre vérité également avouée & également inconteſtable, que c'eſt la contraction de la
matrice, aidée de celle du diaphragme & des muſ-
cles du bas-ventre, qui opere la preſſion que ſouf-
fre le corps de l'enfant vivant, ainſi que les autres corps cités ; laquelle preſſion les force &
les détermine à s'engager, à ſe faire jour par
l'endroit qui leur oppoſe le moins d'obſtacles à
franchir. Il n'eſt perſonne qui révoque en doute
cette contraction de la matrice ; il n'eſt point
d'Accoucheur qui n'ait eu bien des fois occaſion
de reconnoître l'exiſtence de la preſſion qu'elle
produit, & de s'aſſurer de ſon effet. Enfin tous

le monde convient que ce qui détermine les fibres de la matrice à se contracter ainsi, c'est
qu'étant arrivées au dernier point de distraction ou
de développement auquel elles puissent parvenir
sans être irritées, si elles passent ce point, elles
souffrent une irritation qui les sollicite à se resserrer & à faire effort, pour chasser loin d'elles
ce qui occasionne le sentiment qu'elles éprou-
vent : cette qualité n'appartient point aux seules
fibres de la matrice, toutes celles qui jouissent
de la faculté de sentir, dans les corps des animaux, jouissent aussi de celle de se mettre en
action & de revenir sur elles-mêmes, en se con-
tractant, dès qu'elles y sont excitées par l'impression d'un corps irritant. A l'égard de la matrice,
ce corps irritant est évidemment l'enfant vivant
ou mort, le placenta, la mole, le caillot, ou
tel autre corps étranger qui pourra se rencontrer dans sa cavité ; cette irritation peut même se
communiquer à la matrice, & faire naître ses
contractions par l'intermède des parties voisines
ébranlées fortement ou viciées de quelque maniere que ce soit, ainsi qu'il est aisé de le voir
par l'action du vomissement excessif, du Tenes-
me, des maladies aigues, des coups ou chûtes,
sur-tout sur le ventre, qui forcent la matrice à se
resserrer avant le tems, à chasser l'enfant, en un
mot à déterminer une fausse-couche : on le voit de

même en confidérant l'effet des cliſteres ſtimu-
lants que l'on fait prendre aux femmes en travail, dont on veut ranimer les douleurs, quand
on voit qu'elles languiſſent.

Toutes ces choſes n'étant point conteſtées par
les perſonnes inſtruites, ce feroit perdre le
temps que de l'employer à accumuler un plus
grand nombre de preuves.

Suivant l'ordre le plus commun de la Nature,
l'enfant & ſes annexes acquierent à peu près en
neuf mois de temps le volume propre à porter les
fibres de la matrice au point de diſtenſion, ou de
développement par de-là lequel l'irritation & toutes ſes ſuites ſurviennent ; ce terme eſt en conſéquence celui où le plus ordinairement les enfans
viennent au monde, & nous ne faiſons aucune
difficulté de convenir que c'eſt le terme le plus
naturel, *le terme par excellence* ; mais il s'agit
de ſçavoir s'il eſt le ſeul qui mérite d'être regardé
comme légitime. Nous avons déja dit que nous
penſions le contraire : voici maintenant ſur quoi
notre opinion eſt établie.

A quelque terme que l'enfant vienne au monde,
pourvu qu'il puiſſe vivre après être né, ce terme
doit être regardé comme un terme naturel ; il
ne ſçauroit y avoir de difficulté ſur cet objet.

D'après les principes certains que nous venons
de poſer, il eſt évident que l'irritation qui dé-

termine l'accouchement est en raison composée
de la sensibilité & de l'extensibilité de la matrice, d'une part, & du volume de l'enfant & de
ses annexes, de l'autre : de maniere que dans
une matrice fort sensible & peu susceptible d'extension, il ne sera pas nécessaire, pour produire l'irritation susdite, que l'enfant acquierre autant de
volume qu'il faudroit qu'il le fît, dans un organe moins sensible & plus disposé à prêter & à
s'étendre ; en sorte que toute la question se ré-
duit à sçavoir, s'il n'est pas possible que dans une
matrice d'une sensibilité & d'une dilatabilité ordinaire, un enfant prenne plutôt ou plus tard
le dégré de volume propre à amener les fibres
au dernier dégré du développement *dont elles
sont susceptibles ?* S'il n'est pas également possible, sans que sa crue soit accélérée ou retardée,
qu'il se trouve placé dans un organe plus ou moins
capable de s'amplifier & doué d'une sensibilité plus
vive, ou plus obtuse, soit que naturellement cet
organe soit ainsi constitué, soit qu'il ait été conduit
à cet état par quelque vice particulier?

Nous avouons de bonne-foi que nous ne con-
cevons pas comment la possibilité de l'une &
l'autre de ces choses pourroit être révoquée en
doute, par des personnes instruites & exemptes
de tout esprit de parti.

S'il est une chose certaine en physique, c'est

fans contredit, celle-ci : fçavoir, qu'il y a des
enfans qui viennent au monde après fept mois
de conception, & qui non-feulement vivent &
fe portent bien, mais encore font quelquefois
plus forts & plus volumineux que d'autres enfans
nés à neuf mois accomplis. Nous dirons même,
en paffant, qu'il eft arrivé que quelques - uns de
ceux qui font venus à fix mois, ont vécu. Il
eft vrai qu'on ne leur a confervé la vie qu'à force
de foins & d'attentions. Mais enfin, ils ont vécu
& leur exemple prouve inconteftablement qu'il
eft poffible, à la rigueur, qu'un enfant de fix
mois ait acquis dans cet efpace de temps la force
néceffaire pour réfifter à l'action des agents exté-
rieurs, & vivre de fa propre vie.

L'obfervation journaliere nous fait voir qu'il
y a des femmes, qui ne portent jamais leurs enfans plus de fept mois, & qui accouchent toujours à ce terme : ces femmes font, en général,
celles qui ont reçu de la Nature un corps déli-
cat & fenfible, qui font fluettes, mignonnes ou
trop jeunes, & chez qui la matrice eft, ainfi que
le refte du corps, facile à agacer, & d'ailleurs
médiocrement fufceptible d'extenfion : ce que
nous obfervons arrive fur-tout à ces fortes de
perfonnes, quand elles fe trouvent unies à de
jeunes époux, pleins de vigueur & d'une haute
ftature, parce que les enfans engendrés par des

hommes auffi heureufement conftitués croiffent vîte, quand rien ne les en empêche d'ailleurs, & attrapent au bout de fept mois autant & fouvent plus de volume que n'en prennent à la fin des neuf mois, ceux qui font procréés par des peres avancés en âge, infirmes ou valétudinaires. Il eft rare qu'une femme, qui a conçu plufieurs enfans, les porte jufqu'à la fin du neuvième mois, à moins qu'ils ne foient exceffivement petits ; pour l'ordinaire elle les met au monde dans le courant du feptiéme mois, ou au commencement du huitiéme : on fent bien que chez la femme la mieux conformée, deux enfans d'un volume ordinaire occuperont plus d'efpace qu'un feul, dilateront par conféquent davantage la matrice,& cette dilatation opérée plus promptement, donnera lieu plutôt au développement des fibres de cet organe, celui-ci à l'irritation de laquelle naîtra la contraction,qui procurera la fortie des fœtus.

Or, fi non-feulement il eft poffible, mais fi de plus il eft conftamment avéré que par le concours des circonftances ci-deffus exprimées, c'eft-à-dire, par l'excès de fenfibilité de la matrice, par fon défaut d'extenfibilité relative, par la crue prompte & rapide de l'enfant, foit que chacune de ces caufes agiffe en particulier, ou que plufieurs exercent en même temps leur ac-

tion, si, dis-je, il est arrivé que l'accouchement
ait été accéléré & avancé de deux & même de
trois mois, pourquoi, par l'effet des causes contraires, ne pouroit-il pas être retardé d'autant de
temps, ou même de plus ? Peut on nier, quand on
parle de bonne - foi, qu'il y ait des matrices
naturellement disposées de maniere à prêter, à
s'étendre, & par conséquent à contenir des corps
d'un plus gros volume que d'autres ne le pourroient faire ? Peut-on raisonnablement nier qu'il y
en ait dont la sensibilité soit exquise & très-vive,
tandis que d'autres en ont une bien moindre ?
Ne faudroit-il pas renoncer à toutes les connoissances que fournit la Médecine, pour refuser de
convenir que de même qu'il se peut faire que la
sensibilité d'une partie en général, & celle de la
matrice en particulier, s'accroisse dans l'état ma-
ladif par les causes propres à disposer à la phlogo-
se, & que son extensibilité diminue par l'effet des
mêmes causes dans la proportion que la sensibilité
s'augmente, de même il peut arriver aussi, & que, de
fait, il arrive tous les jours, que dans une matrice
abreuvée, trop humide & relâchée, la faculté de
sentir soit moindre, & celle de s'étendre devienne
plus considérable ? Or, si l'on suppose un enfant
conçu dans une matrice pareille, ne voit-on pas
de la maniere du monde la plus claire & la plus
évidente, qu'ayant crû dans les proportions ordi-

naires jufqu'à neuf mois, il ne fera pas fur la
matrice l'impreffion propre à en déterminer la
contraction, dont l'accouchement doit être l'effet;
il reftera donc, paffé ce terme, dans le fein de fa
mere jufqu'à ce qu'à force de prendre de l'accroiffement, il vienne au point de forcer les fibres de l'organe de fe refufer à une extenfion
ultérieure & d'être affectées de celle qu'elles fup-
portent, de maniere à entrer en contraction.
Or cela arrivera plutôt ou plus tard, fuivant que
l'extenfibilité fera plus grande, & la fenfibilité
plus petite ; & pourquoi ne fe pourroit-il pas
faire que, pour arriver à ce point, il fallût deux
ou trois mois, & même davantage ? Dans ce
cas, la femme accoucheroit au onziéme ou douziéme mois révolus, elle mettroit feulement au
monde un enfant plus gros, & c'eft précifément
ce que les Auteurs obfervent être fouvent arrivé dans les cas analogues à celui dont il eft ici
queftion.

Si l'on fuppofe maintenant qu'un enfant foit
renfermé dans une matrice dont les deux facultés, celle de s'étendre & celle de fentir, foient
dans l'ordre le plus naturel, ne peut-il pas arriver que fon accroiffement fe retarde, ou parce
qu'il eft attaqué de maladie, ou par quelqu'autre caufe ? Dans ce cas il ne pourra obtenir qu'à
onze ou douze mois le degré de volume qu'il

doit avoir, pour exciter la matrice à le chasser de
son sein : il est certain que les enfans des personnes âgées sont foibles, petits, mal-sains, &
que le plus grand nombre de ces enfans périt
de bonne heure ; il est également certain que
des enfans nés en même tems, & dans des circonstances en apparence égales, les uns croissent
vîte, ont leurs dents de bonne heure, & sont
d'une haute stature, quand ils sont parvenus à
l'âge de puberté, tandis que d'autres languissent,
croissent lentement, ont leurs dents tard, & restent
petits pendant tout le cours de leur vie; ce qui leur
arrive après leur naissance, ne sçauroient-ils donc
l'éprouver aussi, tandis qu'ils sont encore dans
le sein de leur mere ? Il ne paroît pas possible de
se persuader que la Nature leur ait refusé cette
qualité, quand on fait attention que les enfans
reçoivent de leurs meres plusieurs maladies, telles que la petite vérole & le mal Vénérien, que
souvent ils ont des convulsions avant de naître,
qu'il y en a qui viennent au monde paralyti-
ques, & qu'enfin plusieurs meurent dans le cours
de la grossesse. Ne seroit-il pas absurde de prétendre qu'ils peuvent perdre la vie, mais qu'ils
ne peuvent perdre la santé ? & si ce dernier accident leur arrive, il n'est pas certainement à
présumer qu'ils croissent dans l'état de maladie
ou de langueur, dans la même proportion qu'ils

l'auroient fait s'ils euffent joui d'une bonne fanté.

La meilleure graine confiée à un mauvais terrein, ou femée dans une faifon défavorable, eft
lente à germer, ne pouffe que foiblement, &
la plante qu'elle produit féche fouvent fur pied,
& périt avant le tems : quand un printems
précoce a hâté la végétation des arbres, fi le
froid furvient, cette action vivifiante eft fufpen-
due. Pourquoi feroit-il impoffible qu'un enfant
formé dans une matrice devenue aride par maladie, n'en pût tirer les fucs dont il auroit befoin pour fa nourriture & fon accroiffement? Les
maladies qui attaquent la mere ne font-elles pas
évidemment, à l'égard du fœtus l'hiver qui ar-
rête les progrès de fa végétation ? Il faut fe fermer les yeux volontairement, pour ne pas voir
que de ces maladies les unes dépravent les fucs
nourriciers, & les empêchent d'être propres à
produire le développement des parties de l'embrion : les autres enlevent ces fucs eux-mêmes,
en privent l'enfant, & que dans l'un comme
dans l'autre cas, fon accroiffement peut en fouffrir. Quoi donc ? tandis qu'une plante parafite
languit & périt à la fin fur le tronc mourant où
elle s'eft attachée ? Il fera poffible qu'une mere
manque de fubfiftance pour elle-même, & cependant l'enfant trouvera dans fon fein épuifé
une nourriture abondante, & fuffifante à fes be-

(15)

foins ? Dans la plûpart des maladies aigues les meres avorteront d'enfans morts , & ces enfans auront per du la vie pour avoir été renfermés dans un lieu où rien ne leur a manqué , où ils n'ont rien eu à fouffrir ? On ne fçauroit le diffimuler, ces idées font fi étranges, pour ne pas dire fi dé-raifonnables, qu'on ne peut concevoir comment elles font entrées dans la tête de perfonnes fça-vantes & fenfées. Si donc il eft poffible que les maladies de la mere, de quelque caufe qu'elles procédent, foit de chagrin ou d'autre chofe, fi la feule altération de la matrice, font capables d'altérer les fucs, qui vont à l'enfant, fi elles peuvent empêcher qu'il en reçoive la quantité dé-terminée par l'ordre de la Nature, comment fe pourra-t-il faire qu'elles ne retardent point les progrès de fon accroiffement ? L'homme qui meurt de faim eft-il auffi gras que celui qui fe nourrit d'excellens alimens ? Cet enfant dont vous admiriez la force & l'embonpoint quand il eft venu au monde, loin de profiter & de croître, ne maigrit-il pas, &, pour me fervir d'une expreffion proverbiale, ne devient-il pas à rien, dans les mains de cette nourrice dont le lait eft de mauvaife qualité, & dont la fource eft prête à fe tarir ?

C'eft pour des perfonnes qu'un intérêt parti-culier n'a point engagé à prendre de parti, c'eft

pour des Juges équitables , & dont la raison est
aussi droite que les vues sont pures , c'est enfin
pour ceux qui aiment le vrai & qui le cherchent
de bonne foi que nous écrivons ; or nous osons
demander à ces hommes respectables , si d'après
les principes certains dont nous sommes partis , &
les conséquences que nous en avons déduites ,
ils voyent la moindre ombre d'impossibilité à
ce qu'une matrice fort sensible , soit par un même agent plutôt irritée qu'une autre , qui a moins
de sensibilité ? à ce qu'une matrice dont la dilatabilité est bornée , soit plutôt amenée au dernier
degré de son expansion par un corps , qui prend
en peu de tems beaucoup de volume , que par
un autre corps qui employe plus de tems à arriver au même point ? Nous leur demandons s'ils
apperçoivent quelqu'impossibilité à ce que la matrice d'une femme petite & délicate , parvenue
au plus haut point d'extension où elle puisse monter , ait une moindre cavité & par conséquent
contienne moins que celle d'une grande femme
forte , d'une vigoureuse constitution , également
parvenue au même degré ? Nous leur demandons
s'il est possible que dans la matrice d'une femme
de la premiere espece , il soit déposé un germe
plein de vie & d'activité , tandis qu'un germe
foible & languissant s'arrêtera dans celle d'une
femme de la seconde espece ? Enfin , nous leur

demandons

demandons s'il peut leur paroître impossible
qu'un enfant, qui meurt quelquefois dans le sein
de sa mere, puisse y être malade ? si un enfant qui
petit par l'effet des maladies de sa mere, qui ap-
porte en venant au monde le mal vénérien & la
petite vérole, participe à l'état morbifique dont
sa mere est affectée ? S'il est possible que dans
une matrice mal-saine le fœtus soit moins bien,
& souffre plus que dans celle qui est exempte de
tout vice ? Si, comme nous nous flattons que
tout homme impartial en conviendra, il n'y a
aucune de ces choses qui soit impossible, il faut
de toute nécessité convenir aussi, qu'il ne l'est pas
davantage que le terme de la grossesse des femmes soit acceleré ou retardé de plusieurs mois,
puisque l'action qui termine la grossesse étant uniquement dépendante de la contraction de la matrice, & celle-ci l'étant à son tour d'une irritation, qui est toujours en raison composée de la
sensibilité & de l'extensibilité de cet organe d'une
part, & du volume de l'enfant & de ses anné-
xes de l'autre, il est de la derniere évidence
qu'elle se fera sentir plutôt au plus tard, suivant
que, dans un tems donné, le fœtus croîtra plus
vîte ou plus lentement,& que la matrice sera plus
ou moins disposée à s'étendre & à être irritée.

Dans le nombre assez borné des adversaires
de l'opinion que nous défendons, il n'en est pas

un feul qui ne convienne que, fuivant l'ordre
naturel , l'accouchement peut, être retardé de
dix jours par-delà les neuf mois accomplis : il
n'eft point d'effet fans caufe ; ce retard a les
fiennes ; comment prouvera-t-on que ces caufes
ne fçauroient avoir action que pendant dix jours,
& qu'il eft impoffible qu'elles fubfiftent par-delà ? A ne confulter que les fimples lumieres du
fens commun , il nous paroît , que s'il eft dans la
nature des Agents qui peuvent retarder l'accouchement de dix jours par-delà le terme ordinaire , ces mêmes Agents en prenant fix fois autant
d'intenfité , le retarderont de deux mois entiers,
Il s'agit de démontrer que cet accroiffement d'intenfité eft une chofe impoffible ; on n'a pas
même tenté de le faire ; le terme de neuf mois
accomplis n'eft regardé comme le plus naturel
que parce qu'on a crû que c'étoit le plus ordinaire : mais , en cela , on s'eft manifeftement trompé. Chez le plus grand nombre de femmes , de
l'aveu de tous les Accoucheurs , la groffeffe fe
termine dans l'intervalle de tems compris entre
le milieu & la fin du neuviéme mois. Nous fça-
vons , à n'en point douter , d'après nos propres
obfervations , qu'en général fur trente femmes
groffes , il y en a plus de quinze qui accouchent
du quinze au vingt du neuviéme mois , dix qui
mettent leurs enfans au monde vers le trente du

même mois, & 4 ou 5 qui le portent encore quelque temps par-delà : les obfervations des Accoucheurs les plus attentifs donnant à peu près les mêmes réfultats, nous croyons être en droit d'en conclure que le terme le plus naturel, le vrai terme de la groffeffe, eft à la rigueur l'intervalle du quinziéme jour au vingt, ou vingt-cinq du neuviéme mois, en forte qu'en prenant une moyenne entre ces deux extrê-mes, il fe trouveroit que dans l'ordre le plus commun, & par conféquent le plus naturel, les enfans naîtroient dix jours avant le neuviéme mois accompli : or nos adverfaires conviennent que celui qui vient au monde dix jours après ce dernier terme, mal-à-propos regardé comme le plus naturel, peut-être légitime ; cependant il eft clair que d'après leur aveu & notre calcul, fa fortie du fein de fa mere a été retardée de vingt jours ; c'eft pourtant ce qu'ils prétendent être im-poffible. On peut voir par-là le cas qu'on doit faire de leur affertion.

L'induction que l'on a tirée de l'exemple des monftres pour favorifer le fentiment de la poffi-bilité des naiffances tardives, ne nous a point femblé fufceptible du ridicule dont on a voulu la couvrir. Nous eftimons au contraire que dans le cas préfent, elle eft d'une très-grande force, & nous fommes perfuadés que fans l'extrême

préoccupation qui les domine, ceux qui rejettent
cette induction avec le plus de dédain , ne man-
queroient pas d'en fentir toute l'importance. On
ne fçauroit difconvenir qu'il eft incomparablement plus aifé de retarder la maturité d'un fruit
quelconque , que de faire produire des fruits
monftrueux à l'arbre qui les porte ; on conçoit
qu'il faut pour le dernier , un concours de circonftances d'autant plus difficiles à raffembler ;
qu'elles feront moins dans l'ordre de la Nature ,
il n'en faut qu'une très-fimple , & que nous
fommes accoutumés à voir furvenir pour donner
naiffance au premier: Telle eft , par exemple ,
une pluie froide , qui , pendant quelques jours ,
prive un fruit de la douce chaleur des rayons du
Soleil : ce qui eft vrai d'un fruit , l'eft également
d'un enfant. La raifon femble infinuer qu'il y aura
moins de difficulté à rallentir la marche du développement de fes parties, qu'à changer l'ordre
& la conformation de ces parties elles-mêmes.
Or ce changement, quoique très-difficile à opérer,
frappe cependant nos yeux tous les jours dans les
monftres qui fe préfentent affez fouvent dans
l'efpéce humaine ; d'où il eft naturel de préfumer que le plus difficile fe faifant , le plus aifé
n'eft pas tout-à-fait impoffible , & que , par conféquent , la naiffance d'un enfant peut être plus
ou moins retardée fuivant le dégré de force des
caufes qui donneront lieu à ce retard.

On peut, fi l'on veut, regarder du même œil les enfans nés à onze ou douze mois, & les monftres les mieux caractérifés ; & pourquoi faudra-t-il que les meres des uns confervent leur honneur dans toute fon intégrité, & que la Juftice s'arme de toute fa rigueur pour couvrir les autres d'infamie ? J'ai vu un enfant d'environ quatorze ans qui avoit quatre cuiffes & quatre jambes, deux defquelles lui fervoient à marcher, comme aux autres hommes, les deux autres lui pendoient au-devant du ventre & n'avoient prefque point d'action; quoique cet enfant fût évidemment monftrueux, cependant perfonne n'avoit fongé à lui contefter ni fon état, ni la poffeffion du bien de fes peres. En fuppofant qu'un enfant dont la naiffance auroit été retardée de trois mois fût une production auffi éloignée de l'ordre naturel, que celle dont il vient d'être parlé, l'équité n'exige-t-elle pas que dans l'ordre moral leur fort foit le même ? en conféquence, fi l'un de ces enfans eft regardé comme légitime & jouit de tous les droits annexés à cette qualité, l'autre ne fçauroit être, fans injuftice, privé de cet avantage.

Tout ce qui exifte eft poffible, fans doute, mais tout ce qui eft poffible n'exifte pas toujours. Nous croyons avoir démontré la poffibilité des naiffances tardives ; il eft maintenant queftion de faire voir que, suivant les Auteurs les plus graves, ces sortes de naissances ont très-réellement lieu quelquefois. Les faits les moins équivoques atteftent, que fur ce point les Ecrivains de tous les âges ne se font pas écartés de la vérité.

Ceux qui croyent à la réalité des naissances tardives, ont cherché à faire valoir l'autorité d'Hypocrate en faveur de leur opinion : les partifans de l'opinion contraire, en ont fait autant pour le fentiment qu'ils adoptent. Ils ont peut-être les uns & les autres de bonnes raifons, pour fe perfuader que ce grand homme étoit favorable à leur maniere de penfer ; peut-être auffi en trouveroient-ils de meilleures pour renoncer de part & d'autre, à l'avantage affez mince en foi de placer Hippocrate à la tête des gens de leur parti.

Galien paroît pancher vers l'opinion que nous eftimons être la mieux fondée, & à la défenfe de laquelle nous avons confacré cet écrit.

Ariftote dit pofitivement, qu'il y a des femmes qui accouchent au onziéme mois de leur groffeffe.

Pline penfoit de même & rapporte l'hiftoire de Veftilia qui, ayant eu trois maris, mit au monde quatre enfans, le premier au bout de fept mois, le fecond *à onze mois*, le troifiéme à fept & le dernier à huit, & il ne s'éleva dans

(21)

Rome aucun doute fur la légitimité de ces enfans nés à des termes fi différens.

Les Philofophes & les Médecins auxquels
Adrien s'adreffa pour former fon jugement & ré-
former le décret des Decemvirs, penfoient qu'une
femme peut porter fon enfant pendant onze mois,
& n'accoucher qu'à ce terme.

Ceux que le Préteur Papyrius avoit confultés
étoient dans le même fentiment, puifque ce Magiftrat adjugea l'héritage, ou *la poffeffion des biens,*
à un enfant né à treize mois.

On ne fçauroit fe difpenfer de conclure de tout
ceci, qu'en général c'étoit une opinion reçue
chez les anciens Philofophes & Médecins, que le
terme de la groffeffe dans l'efpece humaine étoit
incertain, & qu'il pouvoit *s'étendre & fe prolon-*
ger jufqu'à onze, & même jufqu'à treize mois.

La plus grande & la plus faine partie des Ecrivains modernes ne s'eft point écartée de cette maniere de penfer, enforte qu'on a peine à concevoir comment des gens pleins de fçavoir & de
probité, ont porté l'inattention, dans une matiere auffi grave, jufqu'à dire que *ce fentiment ne*
peut être attribué qu'à un petit nombre de Méde-
cins. Si l'autorité de ces perfonnes étoit moins
refpectable, nous nous difpenferions de relever
une erreur qui ne leur eft échappée, que parce
que diftraits par les occupations les plus multi-

pliées & les plus importantes, ils n'ont pu fuivre ces détails avec toute l'exactitude dont ils font d'ailleurs très-capables : mais comme une pareille affertion, venant de leur part, pourroit faire la plus grande impreffion fur les efprits prévenus, à jufte titre, en leur faveur, nous nous fommes crus obligés de faire voir qu'ils fe font trompés, & nous avons eftimé que le moyen le plus fimple d'en convaincre les lecteurs, étoit de mettre fous leurs yeux les noms des Auteurs, qui ont favorifé le fentiment de la réalité des naiffances tardives. Dans le nombre très-confidérable de ces Ecrivains, nous avons choifi ceux qui jouiffent de la plus grande célébrité, & nous n'en avons cité qu'autant qu'il nous a femblé néceffaire, pour conftater que la doctrine que nous défendons a trouvé dans tous les fiécles des partifans diftingués, par les foins & les travaux defquels elle s'eft tranfmife jufqu'à nous fans interruption.

Avicenne étoit perfuadé, que l'accouchement d'une femme pouvoit être retardé jufqu'au quatorziéme mois : Henningius l'a penfé de même, d'après l'autorité d'un auffi grand homme.

Cardan étoit imbu de la même opinion : il n'a point fait difficulté d'écrire que fon pere affuroit être venu au monde à treize mois, & que Pierre d'Appone n'étoit né qu'au milieu du onziéme.

Fortunatus Fidelis, Jerôme Mercurialis croyent

que le terme de la grosseße est incertain dans l'espece humaine. Spigel croyoit la même chose, ainsi que Veslingius.

Personne n'ignore que Schenckius est le plus zelé partisan de la réalité des naissances tardives.

Sennert doit aussi être compté parmi les défenseurs de cette opinion, & elle a été adoptée par Dodonæus, Augenius, Hartungius, Speronius, Amatus Lusitanus, Fontanus, Harvée, Dulaurens, Hoffman, Zitman, Nebel, Blasius, Kyperus, Blancard, &c. &c.

Riolan, (*Anthropograph. lib. 6,*) dit expressément : *Videmus aliquando naturales partus in duodecim, tredecim, quatuordecim, quindecim menses, usque ad biennium incidere.*

Maningham écrit : *Fieri potest ut mulier utero gerat à septem ad undecim menses.*

Le sçavant & laborieux M. Heister a fait soutenir une Thèse sous sa Présidence, dont l'unique objet est d'établir la doctrine des naissances tardives, d'une maniere incontestable : il rapporte plusieurs faits dont nous ferons usage par la suite, & qui nous paroissent jetter le plus grand jour sur cette matiere.

Bergerus, (*lib. 2. cap. 3.*) en parlant des différentes especes d'accouchements, s'exprime ainsi, *qui vero partus supra vel infra hos limites contingunt, hi omnes præter naturæ ordinem fieri cen-*

fendi funt, *&c*. Il eſt clair par ces paroles, que cet Auteur, ſi long-tems regardé comme le premier des Phyſiologiſtes , croyoit avec tout le monde, qu'il ſe faiſoit des accouchements précoces : (*infra hos timites*,) & que les accouchements retardés avoient lieu ainſi (*ſupra hos limites*). Qu'il les regarde comme naturels ou comme exiſtants contre l'ordre de la nature , la choſe eſt égale ; il ſuffit qu'il convienne du fait : nous examinerons par la ſuite ce que l'on doit entendre par cette expreſſion ſi familiere , & dont on a tant abuſé , ſur-tout dans la queſtion préſente , *telle choſe eſt ſuivant l'ordre de la nature , telle autre lui eſt contraire.*

Teichmeyer , qui a traité la matiere *ex profeſſo*, dans ſes *inſtitutions médico-legales* , prononce de la maniere ſuivante , *patet ex his jam allatis argumentis partum undecimeſtrem , & duodecimeſtrem ex principiis medicis legitimum pronuntiari poſſe, certis poſitis circumſtantiis :* le ſens de ces paroles eſt ſi net & ſi clair que toute eſpece de Commentaire eſt viſiblement inutile : cependant on a cherché à infirmer cette déciſion ſi préciſe, en faiſant remarquer que l'Auteur ne prononce la légitimité du part de 11 & de 12 mois, que *dans certaines circonſtances* ; mais perſonne n'a jamais prétendu que toujours il fallût s'en rapporter à la bonne foi des femmes , qui

accouchent onze ou douze mois après la mort
de leurs maris : nous fommes les premiers à convenir que cette affaire exige de la part des Juges
l'examen le plus fcrupuleux , que la difcuffion
dans le cas particulier en eft très – épineufe ; mais
ce n'eft pas là ce dont il s'agit : notre objet n'eft
que d'examiner en Phyficiens fi le cas en général
eft poffible & s'il y a des raifons fuffifantes pour
ajouter foi a ce que, dans certaines circonftances,
on nous dit de fa réalité. Continuons à nous oc-
cuper d'un objet fi important.... On nous fait
auffi péfer ces paroles de l'Auteur cité, *ex principiis medicis legitimum pronuntiari poffe* ; cela ne
fignifie point, comme on le dit , *fuivant les principes,ou,pour parler plus clairement,fuivant le fyftême & les hypotefes de certains Médecins* ; cela
veut dire tout fimplement *fuivant les principes de
la Médecine, ou les principes avoués par les Médecins* , fuivant lefquels nous foutenons avec Teichmeyer , que l'accouchement peut être retardé
jufqu'à onze, douze mois & même par-delà.

La Motte, bon Juge en cette matiere , s'eft
ainfi exprimé , quand il l'a traitée, j'appelle l'enfant être à terme , depuis le commencement du
feptiéme mois jufqu'au dixiéme , douziéme &
même treiziéme.

M. Lieutaud, Sçavant Médecin & habile Ana-
tomifte, dans le livre intitulé *précis de la Médecine*

Pratique prétend *qu'un accouchement peut être prématuré ou tardif, comme au dixiéme, douziéme, & même au seiziéme mois ; ce dont il est important d'être prévenu.*

M. Sénac, moins illustre par sa qualité de premier Médecin du Roi, que par son mérite personnel & les ouvrages immortels qu'il a publiés, s'explique de la maniere suivante, dans les notes qu'il a faites sur l'Anatomie d'Heister : *le tems marqué par la nature pour le terme de la grossesse est celui qui s'écoule depuis sept mois jusqu'à onze.*

M. de Buffon, en parlant de l'accouchement, écrit ce qui suit : *lorsque le fœtus n'aura pas acquis dans ce tems de neuf mois, ce même degré de perfection & de force, il pourra rester dans la matrice jusqu'à la onzieme & même jusqu'à la douziéme période, c'est-à-dire, ne naître qu'à dix ou onze mois, comme on en a des exemples.*

Dans la crainte de fatiguer le Lecteur, nous passons sous silence le témoignage d'Auteurs célébres, tels que MM. Haller, Vanswieten, Mauriceau, Levret, &c. qui, sans se décider d'une façon bien précise sur la question présente, laissent cependant entrevoir qu'ils inclinent à admettre la réalité des naissances tardives, dans certains cas, qu'ils recommandent sagement d'éplucher avec soin.

Parmi les Auteurs fans nombre, qui fe font occupés de la queftion que nous traitons, il y en a plufieurs, tels que Paul Zacchias, Hebenftreict, Alberti, Venette, &c. dont l'avis eft mitigé & qui fentant bien qu'il eft contraire à toute raifon, à toute expérience de fixer rigoureufement le terme de la groffeffe des femmes à neuf mois précis, ont donné les uns plus, les autres moins d'extenfion à ce terme : Hebenftreit, par exemple, accorde qu'il peut fe prolonger jufqu'au dixiéme mois révolu : Venette accorde encore dix jours par-delà, & ainfi des autres. Mais fi ces Auteurs conviennent qu'il y a des caufes qui peuvent retarder d'un mois, ou cinq femaines la naiffance d'un enfant, comment eft-il poffible qu'ils ne fentent pas qu'en donnant le double d'activité à ces caufes, on la retardera de deux mois & demi? Il n'eft pas néceffaire d'infifter fur ce point : il eft clair que l'opinion de ces Auteurs favorife celle que nous foutenons ; la difficulté confifte à concevoir comment & pourquoi un fœtus reftera dans le fein de la mere un mois, ou cinq femaines de plus que le tems ordinaire : cette difficulté levée, le refte n'eft rien ; s'il y féjourne cinq femaines de plus, pourquoi fera-t-il impoffible qu'il y demeure fix ou huit ?

Avant de finir fur cet article nous avons deux

chofes à faire remarquer ; la premiere eft que le
fentiment de ces Auteurs mitigés , détruit abfolument celui des rigoriftes ; qui prétendent que
les loix de la nature font invariables fur le terme
de l'accouchement , & qu'il eft toujours fixe à
neuf mois : comment s'eft-il pu faire que ces derniers ayent cherché à étayer leur fentiment de
l'autorité des autres ?

La feconde chofe que nous croyons devoir obferver , c'eft qu'en donnant au terme de la groffeffe l'extenfion du feptiéme au onziéme mois
commençant , on tombe dans l'inconvénient
qu'on nous a tant reproché , fçavoir ; de ne rien
fixer de certain fur un objet fi intéreffant : mais
fi la nature elle-même n'a rien déterminé de précis à ce fujet , de quel droit des Phyficiens s'in-
géreroient-ils de le faire ? Il ne leur appartient
pas de lui donner des loix ; leur office fe borne à
obferver & à faifir celles qu'elle a établies.

D'après tout ce que nous venons d'expofer ,
nous croyons que , fans crainte d'être contredits ,
nous pouvons affirmer, comme nous l'avons déja
fait , *que la plus grande & la plus faine partie des
Ecrivains modernes a adopté & foutenu l'opinion
des naiffances tardives.* Mais ce n'eft pas feulement par des fimples particuliers que cette doctrine a été avouée & défendue , des Compagnies

entieres de Médecins se sont fait un devoir de l'admettre, & de la professer publiquement quand l'occasion s'en est présentée.

La Faculté de Halles, au rapport de M. Hotman, a décidé que l'accouchement pouvoit se faire au douziéme ou treiziéme mois, & l'enfant être légitime,

La Faculté de Heidelberg a porté le même jugement sur un fait tout semblable.

M. Wagner, dans sa Thèse soutenue sous la Présidence du célebre M. Heister, rapporte que la Faculté d'Helmstad ayant été consultée sur un enfant né à treize mois, fut d'avis qu'il étoit légitime.

Le Magistrat ayant demandé à la Faculté de Giessen ce qu'il falloit penser sur le fait d'une veuve accouchée plus d'onze mois après la mort de son mari, l'avis qu'il en reçut fut que l'enfant, que cette femme avoit mis au monde, pouvoit être légitime.

La Faculté d'Ingolstad, par une décision expresse, accorda la légitimité à un enfant né à douze mois & huit jours.

Enfin, la Faculté de Leipsik prononça de la même maniere, le 4 Décembre 1638, en faveur d'un enfant que sa mere avoit mis au monde plus d'un an après la mort de son mari : pour enlever à cette derniere décision le poids qu'elle doit

naturellement avoir , on ne fait point de difficulté
de dire , *qu'il est très-vraisemblable que la mere de
l'enfant étoit une femme dont les Docteurs de Leipsick avoient la foiblesse de menager , ou de craindre
la puissance.* Mais il est au moins aussi vraisem-
blable que tous les Docteurs de cette Faculté n'é-
toient pas de mal-honnêtes gens , capables , par
crainte ou autrement , de trahir leur honneur &
conscience , & de prévariquer dans une matiere
aussi grave , & vraisemblance pour vraisemblance , nous aimons à nous arrêter à celle , qui ne
suppose point gratuitement un crime très-punissa-
ble commis de sang-froid , par le vœu unanime
d'une Compagnie de gens estimables.

On attaque encore cette décision de la Faculté
de Leipsick d'une autre maniere. On dit qu'elle
est contraire au jugement , que quelques années
auparavant cette même Compagnie avoit porté
dans une circonstance tout-à-fait semblable. Si la
Décision , sur laquelle nous nous appuyons ,
avoit été la premiere en date , & qu'elle eût été
contredite par une délibération postérieure , on
ne manqueroit pas de nous dire que la Faculté ,
mieux consultée & plus instruite du fonds de la
question , ayant reconnu l'erreur par laquelle elle
s'étoit laissée surprendre , l'avoit *retractée* par son
dernier jugement , & s'étoit efforcée de rendre ,
par ce moyen , un témoignage authentique à la
vérité

vérité qu'elle avoit précédemment méconnue , &
que par conséquent la premiere Délibération devoit être censée annullée par la seconde , & que
c'étoit uniquement à cette derniere qu'il falloit
s'en tenir ; ce que certainement les Adversaires
de l'opinion des naissances tardives nous auroient
dit , & qu'ils auroient eu raison de nous dire ,
nous nous contenterons de le leur opposer à eux-
mêmes , & nous en resterons-là sur cet objet :
tout ce qui est marqué au coin de l'honnêteté leur
est cher , & ils sentent , comme nous , combien
il est grand & beau à une Compagnie , qui a
erré , de réparer sa faute , en faisant tout ce qui
est en son pouvoir , pour rétablir la vérité dans
tous ses droits.

Quand on admettroit , contre toute équité ,
que par de semblables inductions , on seroit parvenu à détruire la décision de la Faculté de Leipsick , celles des autres Facultés n'en subsisteroit
pas moins ; & il n'est pas à présumer que les défenseurs de l'opinion que nous combattons , nous
objectent qu'il est très-vraisemblable que les Docteurs de ces Facultés se soient aussi laissé séduire
par crainte ou par cupidité ; ce ne seroit pas leur
rendre justice , que de les croire capables de se
prêter à une supposition aussi révoltante.

Concluons donc de tout ce qui vient d'être
dit , que le Jugement de la Faculté de Leipsick

C

reſté dans toute, ſon intégrité, qu'il eſt d'un très-grand poids dans les circonſtances préſentes; & qu'en le joignant aux déciſions des autres Facultés que nous avons citées, on ne pourra ſe diſpenſer de convenir que l'opinion que nous adoptons a été ſuivie, non-ſeulement par la plus grande & la plus ſaine partie des Auteurs; mais qu'elle a de plus été admiſe & avouée par preſque toutes les Facultés de Médecine, qui ont été conſultées ſur cet objet.

Si cependant on craint de s'égarer en ſuivant des autorités ſi graves & ſi multipliées, nous conſentons qu'on ne s'en rapporte qu'aux faits : ils ne ſçauroient induire en erreur, & ils ſont en aſſez grand nombre & accompagnés de circonſtances ſi frappantes, qu'il ne nous paroît pas poſſible qu'un homme raiſonnable & exempt de toute prévention refuſe de ſe rendre à leur témoignage.

Nous ne ferons pas remonter nos Lecteurs aux exemples du pere de Cardan né à treize mois, & de Pierre d'Appone né à onze.

Nous voulons bien ne point faire uſage des faits receuillis par Schenkius, de ceux qu'on trouve dans Spigel, dans le Journal des Sçavants, &c. Nous ne doutons point en général de leur authenticité ; mais ſi nous voulions les raſſembler tous, cette Conſultation ſeroit ſans bornes : nous ferons à leur égard ce que nous avons cru devoir faire par rapport aux Auteurs , qui ont été favorables à notre sentiment ; nous n'avons cité que ceux qui font le plus connus & dont la réputation eft le mieux établie , nous nous contenterons de même de rapporter un précis des faits les plus frappants & les mieux averés.

Sennert rapporte , d'après Faber, qu'une femme après plufieurs couches dans l'ordre le plus naturel , en eut deux autres à l'une defquelles l'enfant vint à dix-huit mois , à l'autre l'enfant naquit le vingtieme mois : fur quoi la Faculté de Montpellier fut confultée , &c.

L'Arretifte qui rapporte le jugement par lequel Renée de Villeneuve fut déclarée légitime , quoique venue au monde onze mois prefque revolus après la mort de fon pere, obferve que le jour de la Touffaints, *qui étoit le neuvieme mois de la groffeffe, Renée de Villeneuve avoit eu des douleurs pour accoucher , & que fi elle ne le fit pas alors c'eft que, &c.*

Bodin rapporte qu'un Magiftrat du Parlement de Rouen fit inférer dans les Actes publics l'hiftoire d'une femme qui accoucha au dix-huitiéme mois de fa groffeffe. *On remarque que vers le neuviéme mois elle avoit fenti de grandes douleurs femblables à celles de l'enfantement , qui n'eurent point de fuites , & cefferent pour ne fe faire fentir qu'au dix-huitiéme mois.* C ij

On trouve dans la Mothe deux obfervations d'enfans nés au treiziéme mois , & une de la femme d'un ouvrier qui accoucha à douze mois de groffeffe.

Le fait rapporté dans l'Hiftoire de l'Académie des Sciences de l'année 1753 , eft bien plus fingulier que ceux qu'on vient de lire. Une femme du Bourg de Jouarre eft reftée groffe *trois ans* , au bout duquel tems elle mit au monde un gros garçon vivant. *Vers le dixiéme mois elle avoit fenti des douleurs* , qui furent fuivies d'un écoulement de trois pintes d'eau , & qui ceffa après la faignée que l'on pratiqua. Le récit de ce fait eft figné du Bailli du lieu , d'un Notaire & de deux Chirurgiens.

François Bayle , Médecin de Touloufe , rapporte l'hiftoire d'Antoinette Giraud , du Diocèfe du Puy , *qui ayant fenti des douleurs pour accoucher au terme de neuf mois* , & ces douleurs s'étant calmées , n'accoucha qu'au bout de dix-huit mois , & mit au monde une fille vivante. Quoique Bayle paroiffe s'être trompé , foit en attribuant ce retard au déplacement de la matrice , qui , fuivant fon récit , fut pouffée avec l'enfant au travers le nombril , par le violent effort des mufcles du bas-ventre , foit en s'imaginant que l'accouchement fût du à l'effet des remedes dont la femme groffe ufa , cela ne détruit pas l'authenticité du

fait ; & pour avoir droit de le nier, il ne suffit pas
d'objecter que l'enfant doublant le tems de son
séjour dans la matrice, auroit dû, en venant au
monde, avoir un volume double ; car, d'après
les principes ci-dessus établis, il est évident que
si l'enfant a doublé son séjour dans la matrice,
cela n'est arrivé que parce que le développemens
& l'accroissement de son corps ont procédé avec
moitié moins de vîtesse, que dans l'ordre naturel.

M. Bertin connoît une Dame qui est demeurée
grosse pendant environ dix-huit mois, & qui est
accouchée heureusement d'un enfant qui se porte
bien. Il remarque *qu'à neuf mois elle a éprouvé des
douleurs semblables à celles qu'on sent pour accoucher.*

On peut voir dans la Thèse soutenue sous la
Présidence du Docteur Heister le récit d'un fait
très-singulier, mais qui paroît si bien prouvé à
l'Auteur, qui le rapporte, qu'il ne balance pas à
regarder comme dépourvues de sens & de raison
les personnes qui refuseroient d'y ajouter foi. La
femme d'un Libraire de Wolfenbutel étant accouchée treize mois après la mort de son mari,
les personnes intéressées formerent le dessein de
lui intenter un procès, & de faire déclarer illégitime l'enfant qu'elle avoit mis au monde ; mais
faisant attention que depuis la mort de son mari

cette Veuve. avoit mené la vie la plus retirée ; &
qu'à l'exception de sa mere , de quelques femmes
honnêtes & de son Médecin, elle n'avoit vu personne en particulier , elles renoncerent à leur
projet. Un jeune Libraire, qui est nommé dans la
Thése Joseph-Christophe Misnerus, homme de
bonnes mœurs & plein de probité , demeuroit
chez cette Veuve & lui servoit de garçon de
boutique : il ne l'avoit point perdu de vue pendant tout le tems de sa grossesse, & la connois-
sant pour chaste & très-honnête, il l'épousa , &
en eut deux enfans, de chacun desquels elle accoucha au bout de treize mois. M. Heister , qui
rapporte ce fait , le tenoit de la propre bouche
du Mari, dont le témoignage ne sçauroit passer
pour suspect, & qui d'ailleurs sut confirmé par
le Médecin, qui avoit vu la femme en question
dans tout le tems de ces trois grossesses. Ce Médecin est reconnu par M. Heister pour un homme
vrai , plein de candeur & de sçavoir , & distingué
d'ailleurs par la place de premier Médecin du Duc
de Brunswick qu'il occupoit.

Il n'y a guères de fait, qui ait été autant cité &
qui soit en effet aussi concluant que celui qui est
rapporté par Godefroy , sur la Novelle 39, d'une
Veuve qui étoit accouchée plus de treize mois
après la mort de son mari, & dont l'enfant fut
regardé comme légitime, parce que pendant tout

le tems de son veuvage, la mere de cet enfant
avoit toujours vécu sout les yeux des Héritiers de
son défunt mari, sans quitter un instant la compagnie de leurs Epouses, & que personne n'avoit
osé former le moindre soupçon contre son honneur & sa pudicité.

M. le Nain, Avocat Général, à l'occasion de
l'Arrêt du 28 Juillet 1705, rapporté par Augeard,
a cru que pour donner une idée de ce qui peut
porter les Juges à passer sur les regles ordinaires,
dans des occasions aussi importantes que celles où
il s'agit de l'état & de la fortune des hommes,
il étoit important de rapporter le fait suivant.

» Une Veuve qui avoit vécu d'une maniere
» exemplaire pendant la vie de son mari, déclara
» aussitôt après sa mort qu'elle croyoit être grosse,
» *& se retira dans un Couvent.* Neuf mois après,
» elle sentit les douleurs de l'accouchement ; mais
» ces douleurs se passerent sans qu'elle pût accou-
» cher, & ses couches furent retardées de deux
» mois. Comme la conduite de cette Veuve n'é-
» toit point soupçonnée, qu'elle avoit déclaré sa
» grossesse après la mort de son mari, qu'elle
» s'étoit même retirée dans un lieu non suspect,
» presque toute la famille reconnut pour légitime
» l'enfant dont elle accoucha : un seul parent, de
» mauvaise humeur, lui contesta son état, qui fut
» confirmé par Arrêt.

C iv

Au reste , cet exemple d'une femme accouchée bien au delà du terme ordinaire , après s'être féqueftrée dans un lieu *non fufpect*, n'eft pas le feul de fon efpece. Thomas Bartholin rapporte celui d'une jeune fille de Léipfick, qui s'étant plaint en Juftice d'être groffe des faits d'un jeune homme riche , fut enfermée & gardée à vue dans une Maifon de force par l'ordre du Magiftrat, & n'y accoucha qu'au feiziéme mois, d'un enfant qui vécut deux jours.

Quelque deffein que nous ayons formé d'abréger & le nombre & le récit des faits, qui prouvent la réalité des naiffances retardées, nous ne pouvons cependant nous réfoudre à paffer fous filence celui dont Madame Reffatin a fait part à M. le Bas dans la Lettre qu'elle lui a adreffée, & qu'on trouve dans fes nouvelles Obfervations fur la poffibilité des naiffances tardives. Une femme d'environ trente-deux ans n'avoit eu fes regles que trois fois depuis qu'elle étoit mariée, à l'iffue defquelles elle étoit devenue trois fois groffe. Elle avoit été reglée la derniere fois vers le 20 de Février 1763, & avoit fenti fon enfant très diftinctement remuer vers le commencement de Juillet fuivant, & cependant elle n'eft accouchée que le 17 de Janvier de l'année fuivante ; ce qui fait onze mois prefque complets de groffeffe bien avérée.

Nous ne pousserons pas plus loin le détail des faits relatifs à l'objet que nous traitons : nous pensons que ceux dont on vient de lire l'histoire suffiront pour convaincre tout homme exempt de prévention , & nous estimons d'ailleurs qu'on y trouvera abondamment de quoi répondre d'une maniere satisfaisante aux argumens, par le moyen desquels on a essayé de détruire une opinion dont les principes physiologiques les moins contestés , de concert avec le témoignage des Auteurs les plus graves , le jugement uniforme de plusieurs Facultés célebres , & les faits cités , concourent à prouver incontestablement la vérité.

En effet , quand on s'est permis de dire que tous ces faits devoient être rejettés comme faux & apocriphes , parce qu'on les tenoit de femmes de mauvaise foi , qui avoient intérêt d'induire les autres en erreur, ou bien de femmes qui pouvoient être de la meilleure foi possible , mais qui calcu- loient mal , & s'étoient trompées sur la premiere époque de leur grossesse , on n'a pas fait attention, quant au premier cas , à ce que pouvoit avoir d'odieux en soi une présomption gratuite de dol , de supercherie & d'impudicité , qui enveloppe indistinctement & sans exception toutes les fem- mes, qui accouchant par-delà le terme ordinaire, voudroient faire regarder leurs enfans comme légitimes. On conviendra sans peine que , pour

donner quelque crédit à de pareilles préfomptions, ce ne feroit pas trop faire que de les
étayer des raifons les plus fortes. Cependant nos
Adverfaires fe font contentés de s'y livrer incon-
fidérément, fans s'embarraffer d'en fournir la
moindre preuve. D'ailleurs cette préfomption
tombe d'elle-même, pour peu qu'on faffe attention aux faits que nous avons allégués : car enfin
quel motif pouvoit avoir la femme du Libraire
de Wolfenbuttel pour chercher à tromper fur le
fait de fon fecond & de fon troifiéme accouchement ? Quel intérêt pouvoit avoir la femme de
Jouarre, celle dont parle Bayle, celle dont l'hiftoire nous a été communiquée par Madame Reffatin, &c ?

Il fe peut faire fans doute que la jeune fille de
Leipfick, que la Veuve dont parle M. le Nain,
ainfi que celle dont Godefroy rapporte l'hiftoire,
ayent eu intention de tromper ; il ne nous eft
pas permis de l'imaginer fans preuves ; mais en
fuppofant qu'elles en euffent conçu le deffein,
comment l'auroient-elles pu exécuter ? Toutes
trois ont été gardées à vue ; l'une a été refferrée,
par ordre du Magiftrat, dans une Maifon de force ;
l'autre s'eft renfermée d'elle-même dans un Couvent, & les moindres démarches de la troifiéme
ont été éclairées, après la mort de fon mari, par
des yeux que l'intérêt devoit tenir bien ouverts.

On ne feroit pas mieux fondé à prétendre que ces femmes fe font trompées dans leur calcul ; il eft clair que cette prétention porteroit abfolument à faux ; l'époufe du Libraire eft accouchée la deuxiéme & la troifiéme fois, huit mois après avoir fenti fon enfant remuer, & tout le monde fçait que l'enfant ne fait fentir fes mouvemens, d'une maniere diftincte & telle qu'on ne fçauroit s'y méprendre, que vers la fin du quatriéme mois, ou dans les premiers jours du cinquiéme. S'il s'agiffoit d'une premiere groffeffe, on pourroit objecter que, faute d'expérience, la femme a pû prendre pour les mouvemens d'un enfant quelqu'agitation procédant d'une autre caufe ; mais à une feconde, à une troifiéme groffeffe, une femme a fuffifamment appris à diftinguer ces fortes de chofes ; ainfi quand celle, dont nons parlons, fentit remuer fon enfant, elle étoit groffe au moins de quatre mois & demi : elle n'eft accouchée que huit mois après cette époque, donc elle a porté fon enfant plus de douze mois revolus. Si l'on veut trouver erreur de calcul dans tout cette affaire, comment faudra-t-il s'y prendre pour compter jufte au gré de nos adverfaires ?

La femme, que Madame Reffatin a accouchée, ne fçauroit être plus légitimement foupçonnée d'avoir erré dans fon calcul ; cette femme n'a eu

que trois fois ſes régles depuis qu'elle eſt mariée
deux fois elle eſt devenue groſſe immédiatement
après leur ceſſation : elle croit que la même choſe
lui eſt arrivée la troiſiéme fois , elle avoit ſes régles le vingt de Février , elle ſent remuer ſon enfant dans le commencement de Juillet ; c'eſt à-
dire, au temps ordinaire, environ quatre mois
& demi après que ſes régles ont paru : elle ne pouvoit ſe méprendre ſur la nature des mouvemens
qu'elle ſentoit, étant déja devenue mere depuis
deux fois auparavant dans des circonſtances toutes ſemblables : elle ſe croit donc groſſe de plus
de quatre mois , & il eſt inconteſtable qu'elle
l'étoit réellement de ce tems-là ; cependant au
lieu d'accoucher quatre mois & demi après,
comme elle auroit du le faire ſuivant le cours
le plus ordinaire de la nature ; elle ne met ſon enfant au monde qu'au bout de ſix mois & demi,
d'où il ſuit clairement que cet enfant eſt reſté dans
ſon ſein près de onze mois entiers. Concluons donc
de tout ceci, que c'eſt à tort qu'on a voulu rejetter les faits allégués, comme étant adminiſtrés
par des perſonnes de mauvaiſe foi , ou qui étoient
dans l'erreur ſans le ſçavoir : il vient d'être démontré que ni l'un ni l'autre ne peut être raiſon-
nablement ſuppoſé dans tous les cas & ſans aucune
exception, & qu'il y a même quelque choſe d'o-
dieux & d'abſurde à le faire : d'où il ſuit que l'au-

tenticité des faits n'étant point détruite , la preuve
que nous en avons tiré en faveur de la réalité des
naiſſances tardives , reſte dans toute ſa force ; &
franchement , s'il lui manquoit quelque choſe
pour être complette , il nous paroît qu'il faudroit
renoncer à rien prouver parfaitement en matiere
de Phyſique.

Tout cela n'a pourtant pas empêché qu'on n'ait
prodigué à l'opinion que nous défendons les épi-
thètes de *ridicule* , *d'erronnée* , *de monſtrueuſe &*
d'extravagante : mais les expreſſions peu meſu-
rées ne ſont pas des preuves : nous les avons ſoi-
gneuſement évitées ; nous ſommes intimement
perſuadés de la vérité de notre ſentiment ; en
conſéquence , nous avons fait nos efforts pour
démontrer la fauſſeté de l'opinion contraire ; mais
il ſuffit que cette opinion ait été admiſe par des
hommes, qui méritent tous nos égards , pour que
nous nous ſoyons interdit la liberté de lui donner
aucune qualification , qui pût offenſer ſes défen-
ſeurs : on n'eſt point tenu de ſe rendre à un ſyſ-
tème qu'on ne croit pas ſuffiſamment prouvé :
on n'eſt jamais diſpenſé d'obſerver entre gens de
Lettres les régles de la plus exacte bienſéance.

Il eſt douloureux d'être obligé de convenir, que
dans le jugement de certains cas particuliers , quel-
quesMédecins ont pû être déterminés par le hon-
teux motif d'une baſſe cupidité ; mais , outre que

cela ne fait rien pour la Thèfe générale, dans laquelle nous nous renfermons, c'eſt que d'ailleurs
la chofe eſt réciproque, & ſi des confidérations
que nous condamnons, & contre lefquelles les
Auteurs ont très-bien fait de s'élever, ont pû entraîner le ſuffrage de quelques hommes pervers,
en faveur des naiſſances retardées, on ne voit pas
pourquoi il feroit impoſſible qu'elles influaſſent
jamais ſur la conduite de ceux qui nient la réalité de ces fortes de naiſſances : car enfin, puiſqu'on nous force de trancher le mot, ſi une
femme qui accouche douze mois après la mort
de fon mari, peut corrompre des Médecins dont
la déciſion lui fera favorable ; pourquoi des héritiers avides ne pourroient-ils pas auſſi en fubor-
ner d'autres par des moyens auſſi infâmes ? Ainſi
tout cela ne prouve ni pour ni contre, & ne fert
qu'à mettre fous les yeux des objets, à l'exiſ-
tance defquels il feroit à fouhaiter qu'on pût refuſer fa croyance.

Quand, d'après d'auſſi foibles raiſons que celles que nous venons de refuter, on s'eſt permis
de rejetter indiſtinctement tous les faits dépoſés
dans les écrits de nos Auteurs, il ne faut pas s'é-
tonner qu'on ne faſſe aucun cas de l'autorité de
ces Auteurs eux-mêmes : la raiſon qu'on donne de
ce mépris n'eſt pas meilleure que celle dont nous
avons été obligés de faire fentir le faux. On ne

peut , dit-on , rien prononcer de certain d'après
le jugement des Ecrivains : leur témoignage n'est
d'aucun poids , parce qu'ils n'ont pas été éclairés
des lumieres de la saine Physique. Cela peut être
vrai de ceux qui vivoient il y a deux cens ans;
mais peut-on dire la même chose de MM. Wagner, Heister, Lieutaud, Senac, de Buffon , &c ?
Si ces Hommes illustres ne sont pas initiés dans
les secrets de la Nature , qui pourra raisonnablement se flatter de l'être ? D'ailleurs , est-il nécessaire d'être bien sçavant en Physique pour juger
qu'une femme, qui sent son enfant remuer bien
distinctement , & qui , par conséquent , est grosse
d'environ quatre mois , l'aura porté plus de douze
si elle accouche huit mois passés par de - là cette
époque ? Faut-il être grand Physicien pour prononcer qu'une fille qui se dit grosse, & qu'on renferme par ordre du Magistrat dans une maison
de force, & qui y est gardée à vue , & n'a de
communication avec aucune personne d'un sexe
différent du sien , si elle accouche au bout de
seize mois de captivité , c'est uniquement parce
que son accouchement a été retardé de sept mois ?

Si l'on en croit les adversaires des naissances
tardives, il est une raison tranchante & décisive ,
qui sappe par les fondements l'édifice que nous nous
sommes efforcés d'élever & cette raison peremp-
toire , c'est que *relativement au terme de la gros-
esse, les loix de la nature sont constantes & invaria-*

bles, & que par conséquent ce terme ne sçauroit
être avancé ni retardé : ce raisonnement péche
à plus d'un égard : il est même difficile d'en faire
un qui sente davantage le sophisme. Sans doute
les loix de la Nature sont invariables sur le terme
de l'accouchement, c'est-à-dire que dans l'ordre
naturel, cette action se fait toujours quand l'enfant & ses annexes ont acquis assez de volume pour
ammener les fibres de la matrice, qui les contient,
au plus haut dégré de développement auquel elles
puissent monter, & par de-là lequel, ces mêmes
causes continuant a agir produisent une irritation,
à l'occasion de laquelle la matrice se resserre &
chasse hors de sa cavité le corps dont la présence
lui nuit. Dans l'état contre nature, les loix dont
nous parlons, ne sont pas moins constantes, &
l'accouchement ne manque jamais de se faire
toutes les fois qu'un vice idiopathique, ou sympati-
que excite sur les fibres de la matrice d'une femme enceinte la même impression qu'un enfant
auroit pu produire au terme de neuf mois ; mais
les fibres en question sont plus-tôt ou plus tard
ammenées à ce point fixe, & déterminé, suivant
qu'elles sont plus ou moins sensibles, plus ou
moins susceptibles d'expansion, & que l'enfant ac-
quiere plus ou moins vîte le volume qu'il doit
avoir. Si l'on veut dire que sur ce point les loix
de la nature sont invariables, dans le sens que le

développement

développement fufdit, malgré la différence d'âge,
de ftature, de tempérament, d'affections diverfes,
&c. employe toujours chez toutes les femmes
fans exception, le même efpace de tems pour s'o-
pérer : il eft clair que l'on pofe en principe ce
qui eft en queftion ; ce qui eft la plus vicieufe façon de raifonner : il eft , de plus , évident qu'on
avance une chofe contraire aux notions les plus
fimples de l'œconomie animale , & fuffifamment
démentie par la feule obfervation très-commune ,
des enfans qui naiffent à fept mois. Quand on
répond à cela que ces naiffances font hors de la
regle & contre l'ordre naturel, on tombe dans
une puérile difpute de mots ; nos adverfaires en-
tendront ce qu'ils voudront par ce qu'ils appel-
lent *l'ordre naturel* ; pour nous, relativement à
l'objet préfent, nous nous contenterons de foutenir avec tous les Phyfiologiftes & les Accoucheurs,
qu'un accouchement eft naturel quand il fe fait
fans le fecours de l'Art , & que la mere & l'enfant
jouiffent de la vie & de la fanté : le tems ne fait rien
à la chofe ; que l'enfant vienne à fept ou bien à
dix mois, pourvu qu'il vive & fa mere auffi , &
que tous les deux foient en fanté, l'accouchement ne fera pas dans l'ordre le plus commun
& le plus ordinaire ; mais il n'en fera pas moins
dans l'ordre naturel.

C'eft dans ce même fens que les loix de la na-

D

ture sont invariables, relativement aux autres
actions : il est immuablement établi par une de
ces loix, que les dents pousseront aux enfans,
quand leur estomac commencera à pouvoir digé-
rer des nourritures solides : cela arrive le plus
communément vers la fin de la premiere année
de leur vie; mais ce terme souffre beaucoup
d'extension; en sorte qu'il y a des enfans, qui
ne font leur dents qu'à dix-huit mois, tandis que
d'autres les ont presque toutes à huit : il y en a
même qui ont des dents en venant au monde.
C'est une autre loi également invariable, que dans
les deux sexes, l'homme devient habile à multiplier son espece, quand son corps est prêt d'at-
teindre son dernier degré d'accroissement; parmi nous l'arrivée des regles marque ce tems
chez les filles ; mais elle a lieu plutôt ou plus
tard, suivant le climat, la maniere de vivre, le
tempérament, &c. en sorte que nous voyons surve-
nir à dix ou onze ans, chez certaines filles, ce
qui ne se présente chez d'autres qu'à dix-huit ou
vingt, & qui dans le plus grand nombre commence à paroître vers quatorze ou quinze ans.
C'est encore une loi de la nature, qui ne varie
jamais, qu'après l'accouchement le lait monte
aux mamelles, quand la matrice s'est assez resser-
tée pour ne plus admettre & laisser échapper la
même quantité de liquide ; mais chacun sçait

que cela fe fait tantôt plutôt, tantôt plus tard ,
fuivant les circonftances. Enfin n'eft-il pas irrévo-
cablement décidé par l'Auteur de la nature que
la vieilleffe & la décrépitude viendront quand les
refforts des corps animés fe feront endurcis &
defféchés? mais tandis que par l'effet de fon in-
tempérance ou de fa mauvaife conftitution , celui là meurt tout flétri à l'âge de trente ans : cet
autre , grace à fa bonne conduite ou bien à l'excellence de fon tempérament , conferve à foixante
ans la vigueur , nous avons prefque dit la fraîcheur
de la jeuneffe , & vivra encore trente ou quarante
années.

Au refte , ce n'eft pas feulement dans l'état de
fanté que les chofes fe paffent de la maniere que
nous le difons ; la Nature fuit la même marche
dans l'état de maladie;la maturité des abfcès ne s'o-
pere point au jour nommé : les accès des fiévres
tie ces ou quartes retardent ou avancent fouvent
de trois ou quatre heures:la fiévre maligne qui,pour
l'ordinaire, fe juge en vingt-un jour,s'étend cependant quelquefois jufqu'à quarante , même à foixante , & par de-là : en un mot , tout eft réglé
dans la nature , de maniere qu'il y a une chaîne ,
une connexité d'actions , telles que certaines circonftances étant pofées , il en réfulte d'une maniere invariable certaines actions déterminées ;
mais la nature ne s'eft aftreinte , ni affervie à

faire naître & concourir enſemble ces circonſtances dans un temps préfix & limité , ſans
pouvoir jamais le devancer ni le retarder, & ſi
cette préciſion rigoureuſe avoit lieu à l'égard
du terme de l'accouchement, ce ſeroit évidemment, non une ſuite de la Loi générale, mais
ſeulement une exception à cette même Loi. Or
on ne doit admettre ces ſortes d'exceptions que
pour de bonnes & ſolides raiſons ; quelles ſont
donc celles que nos adverſaires nous fourniſſent ?
Ils n'en produiſent qu'une ſeule ; c'eſt, diſent-
ils , que dans toutes les eſpéces d'animaux , cette
Loi rigoureuſe du terme préfix de la geſtation eſt
obſervée ſans la moindre exception , & que par
conſéquent les femmes doivent y être ſoumiſes
ainſi que les femelles des autres animaux,

On ne peut tirer aucun avantage de cette induction , elle eſt fauſſe , & il eſt bien aiſé de le
faire voir , & d'abord , en ſuppoſant qu'en effet
chez les animaux , la choſe ſe paſſa, comme on
le dit , & que le terme de la geſtation fût invaria-
blement fixé : on ne pourroit rien en conclure
pour l'eſpece humaine , car d'après l'hypothèſe ,
l'accouchement n'eſt jamais avancé chez les brutes , & il eſt inconteſtable qu'il y a des femmes
qui accouchent à ſept mois & dont les enfans vivent : ce qui a lieu dans une eſpéce , n'eſt donc
pas une régle pour ce qui doit s'opérer dans une

autre ; que diroient nos adverſaires ſi l'on entre‑
prenoit de les faire convenir que nos femmes
d'Europe ne ſont point réglées , que pour devenir
meres en général , elles n'ont pas beſoin de l'ê‑
tre , & que pour cette même action , elles n'ont
qu'une ſaiſon marquée dans l'année , & tout
cela , parce qu'il eſt très-certain que les femelles
des animaux n'ont qu'un temps dans l'année pour
ſouffrir les approches des mâles , & vaquer à
l'acte de la génération , parce qu'il eſt également
ſûr qu'elles n'ont point d'évacuations menſtruelles,
& qu'elles ne laiſſent pas de concevoir ſans cela ?

Mais ce n'eſt pas tout ; eſt-il bien démontré
que réellement le terme de la geſtation ſoit inva‑
riablement fixé chez tous les animaux ? A-t-on
ſur ce point un aſſez grand nombre d'obſerva‑
tions pour prononcer avec quelque ſorte de cer‑
titude ? Nous n'avons encore ſuivi relativement à
notre objet , qu'un aſſez petit nombre d'animaux,
domeſtiques pour la plûpart ? Il n'eſt donc pas
poſſible de rien aſſurer de poſitif ſur le compte
des autres, & par conſéquent , le fait d'après le‑
quel on part avec tant de confiance , eſt au
moins douteux par rapport aux animaux qui
n'ont point été obſervés. On peut hardiment
avancer qu'il eſt faux, en égard à ceux dont
l'Hiſtoire naturelle eſt le mieux connue. On pré‑
end que les jumens portent plus ou moins de

temps, fuivant qu'elles font pleines d'un mâle ou
d'une femelle. M. Wagner rapporte l'obfervation
d'une chévre qu'on croyoit devoir accoucher au
commencement du Carême , & qui ne le fit qu'
la fin: on convient que les œufs des poules éclofent
depuis le vingt jufqu'au vingt-cinquiéme jour de
l'incubation: or depuis le premier jufqu'au deuxiéme terme, il y a cinq jours , lefquels ajoutés
au nombre de vingt , font avec lui dans la même
proportion, que deux mois & demi ajoutés au
nombre de neuf, qui eft le temps ordinaire de
la groffeffe , & par conféquent , fi la naiffance
du poulet peut être retardée d'un quart en fus du
plus court terme de l'incubation, celle de l'homme
peut bien l'être auffi d'un quart en fus du temps
ordinaire de la groffeffe.

On voit tous les jours quelque chofe de fem-
blable à cela dans le regne végétal. Des graines
femées en même tems dans le même terrein ,
avec des précautions égales , ne levent point
toutes en même tems , & l'on a quelquefois ob-
fervé une telle différence entre les progrès de leur
végétation, que les unes ne faifoient que fortir de
terre , tandis que les plantes produites par les
autres étoient déja en fleurs. Il n'eft perfonne
qui n'ait remarqué que tous les fruits d'un même
arbre , noués en même tems , ne meuriffent
pourtant pas au même moment , & que fouvent

il s'écoule sept ou huit jours & même davantage,
entre la parfaite maturité des uns & celle des
autres : d'où il suit que soit qu'on jette les yeux
sur ce qui se passe dans les végétaux , soit qu'on
considere ce qui s'observe chez tous les animaux,
on sera forcé de conclure avec nous que sur le
tems que la Nature emploie à faire éclore ses
différentes productions, sa seule & unique regle
est de n'en suivre rigoureusement aucune ; &
quand le spectacle entier de la Nature ne nous
offriroit pas la preuve la moins équivoque de
cette vérité à l'égard des autres êtres créés , toujours devroit-il demeurer pour constant & pour
bien démontré qu'au moins dans l'espece humaine
le terme de l'accouchement n'est point invaria-
blement fixé à neuf mois accomplis , & que ce
terme peut être avancé ou retardé de plusieurs
mois.

Au défaut d'argumens tirés de la Physique, on
s'est efforcé de renverser notre opinion par des
considérations morales , dont le peu de justesse
saute aux yeux. Quel désordre , s'écrie-t-on , ne
s'enfuivroit-il pas, si l'on admettroit votre sentiment ? Ne seroit-ce pas favoriser le libertinage
des femmes ? Ne seroit-ce pas courir le risque de
dépouiller à chaque instant des héritiers légitimes,
pour introduire des étrangers dans les familles ?
On ne sçauroit plus à quoi s'en tenir sur le tems

où les enfans doivent naître pour être cenfés légitimes , & donnant ainfi l'exception pour la regle , vous nous plongez dans un cahos dont toute
la fageffe humaine ne fçauroit nous tirer. Le zéle
qui a dicté ces reproches eft louable fans contredit ; mais en général , quand il n'eft pas reglé par
la modération , le zéle eft fujet à s'allarmer mal-
à-propos , & c'eft ce qui lui eft arrivé ici. Nous
pourrions nous contenter de répondre qu'en fuppofant que l'opinion des naiffances tardives pût
devenir une fource de défordres , ce n'eft pas
notre faute fi l'Auteur de la Nature a voulu que
ces fortes de naiffances euffent lieu quelquefois.
Quant les défordres que l'on craint feroient encore dix fois plus grands , ce ne feroit pas une
raifon pour rejetter comme fauffe une opinion
dont la vérité feroit démontrée. La fageffe exi-
geroit feulement que l'on prît toutes les précautions imaginables pour prévenir ces abus.
Quanu aux moyens d'en venir à bout , on peut
& l'on doit s'en rapporter là-deffus à la prudence
de nos Magiftrats & de nos Jurifconfultes. Ces
fortes de chofes ne font pas du reffort de la Phy-
fique , & nous fouhaiterions que nos Adverfaires
n'euffent jamais oublié que nous ne devons être
que Phyficiens. D'ailleurs la crainte que l'on a de
ces défordres à venir eft-elle bien fondée ? A en
juger par tout ce qui s'eft paffé jufqu'à ce jour ,

il paroît que non : on pourroit prétendre avec quelque forte de raifon qu'en général l'opinion des naiffances tardives s'eft établie dans prefque tous les Tribunaux , & que c'eft elle qui a dicté la foule d'Arrêts que les Auteurs apportent en faveur de la légitimité des enfans nés dix, douze ou treize mois après la mort de leurs peres. On ne voit pas quels font les grands défordres qui ont réfulté de cette Jurifprudence. Les femmes font aujourd'hui auffi chaftes , honnêtes & ver-tueufes qu'elles l'ont toujours été : elles conti-nueront de l'être de même , foit que notre opi-nion foit admife ou rejettée.

C'eft mal-à-propos qu'on nous reproche de don-ner l'exception pour la regle, nous ne nous fommes propofés rien autre chofe que d'établir que la regle peut fouffrir , & fouffre en effet quelquefois des exceptions : nous fommes déja convenus que ces exceptions font rares ; pour le refte c'eft aux Ma-giftrats à prononcer fi telle ou telle perfonne eft ou non dans le cas de l'exception propofée ; com-me ce feroit une chofe peu raifonnable de pren-dre l'exception pour la regle , ce feroit une fauf-feté très-condamnable que de foutenir qu'une re-gle , à laquelle il y a des exceptions , n'en fouffre abfolument point du tout , & ce feroit une injuf-tice criante que d'agir d'après cela comme fi en effet elle n'en comportoit aucune.

(53)

Nous terminerons par une reflexion bien fimple. L'opinion des naiſſances prématurées eſt admiſe univerſellement, & grace aux ſages précautions que l'on prend il n'arrive aucun abus, aucun
déſordre dans l'ordre civil : en ſuivant les mêmes
regles, il n'en réſultera pas davantage de l'ad-
miſſion des naiſſances tardives : pourquoi chercher à ſe faire illuſion ; la vérité eſt toujours
bonne, toujours bienfaiſante, toujours digne de
nos reſpects & de notre amour : elle n'offre rien
& ne traîne rien après elle dont nous ayons quelque mal à appréhender : l'erreur ſeule eſt haïſſa-
ble, nuiſible, malfaiſante & la ſource de tous
les maux.

D'après les raiſons énoncées dans la préſente
Conſultation, d'après celles que M. le Bas a raf-
ſemblées dans ſes deux Mémoires, & ſur-tout d'a-
près les faits très-concluants qu'il a recueillis avec
ſagacité, Nous ſouſſignés ſommes d'avis que non-
ſeulement il eſt très-poſſible que le terme de
l'accouchement ſoit retardé juſqu'au onziéme
& douziéme mois & même par-delà, mais encore qu'il eſt invinciblement démontré que la
choſe eſt pluſieurs fois arrivée ainſi. Délibéré à
Paris ce 22 Janvier 1765.

Signés, A. P E T I T, Docteur-Régent de la Faculté de Médecine en l'Univerſité de Paris, ancien Profeſſeur Public d'Anatomie, de Chirur-

gie & de l'art des Accouchements , Membre des Académies Royales des Sciences de Paris & de Stockholm , de la Société Royale d'Agriculture.

RENARD, Docteur-Régent de la Faculté de Médecine en l'Université de Paris.

VERNAGE, Docteur - Régent de la Faculté de Médecine en l'Université de Paris , Censeur Royal.

BOURDELIN, ancien Doyen de la Faculté de Médecine en l'Université de Paris , Professeur de Chymie au Jardin du Roi , de l'Académie Royale des Sciences , Premier Médecin de Madame & de Mesdames de France.

COCHU, Docteur-Régent de la Faculté de Médecine en l'Université de Paris , Médecin ordinaire de l'Hôtel-Dieu.

BELLETESTE, Doyen de la Faculté de Médecine en l'Université de Paris , Médecin ordinaire de l'Hôtel-Dieu.

BARBEU DU BOURG, Docteur Régent de la Faculté de Médecine en l'Université de Paris , ancien Professeur des Ecoles.

COSNIER, Docteur-Régent de la Faculté de Médecine en l'Université de Paris , ancien Professeur des Ecoles.

MISSA, Docteur-Régent de la Faculté de Médecine en l'Université de Paris.

Le Begue de Presle, Docteur-Régent de la Faculté de Médecine en l'Université de Paris, Censeur Royal.

Philip, Docteur-Régent de la Faculté de Médecine en l'Université de Paris.

Raulin, Médecin ordinaire du Roi, Membre de la Société Royale de Londres.

Gervais, Conseiller du Comité perpétuel de l'Académie Royale de Chirurgie, ancien Prevôt du Collége de Chirurgie, Accoucheur de S. A. S. feue Madame la Princesse de Condé, Professeur & Démonstrateur en Chirurgie pour la partie des Accouchemens.

Moreau, Conseiller du Comité perpétuel de l'Académie Royale de Chirurgie, premier Chirurgien de l'Hôtel-Dieu.

Mertrud, 1er Conseiller du Comité perpétuel de l'Académie Royale de Chirurgie, Démonstrateur Royal d'Anatomie au Jardin du Roi.

Disdier, Conseiller du Comité perpétuel de l'Académie de Chirurgie, Ancien Prevôt du Collége de Chirurgie.

Bussac, Adjoint au Comité perpétuel de l'Académie de Chirurgie, ancien Prevôt du Collége de Chirurgie.

Ravenet, Adjoint au Comité perpétuel de l'Académie Royale de Chirurgie, ancien Prevôt du Collége de Chirurgie.

ALLOUEL, de l'Académie Royale de Chirurgie, ancien Prevôt du Collége, ci-devant Professeur de Chirurgie, & Démonstrateur d'Anatomie de l'Université de Gênes, Chirurgien-Major du grand Hôpital de la même Ville.

DU FOUART, Conseiller du Comité perpétuel de l'Académie Royale de Chirurgie, Chirurgien en chef de la Charité de Paris, Chirurgien-Major du Régiment des Gardes Françoises, Consultant des Armées du Roi.

SUE, Conseiller du Comité perpétuel de l'Académie Royale de Chirurgie, Professeur & Censeur Royal, Chirurgien-Major de la Charité de Paris, de la Société Royale de Londres.

TENON, du Collége & Académie Royale de Chirurgie, de celle des Sciences, Professeur Royal.

MERTRUD, 2me Adjoint au Comité perpétuel de l'Académie Royale de Chirurgie, Démonstrateur Royal d'Anatomie en survivance au Jardin du Roi.

D'ESTREMAU, du Collége & Académie Royale de Chirurgie.

M. *Missa*, Docteur en Médecine de la Faculté de Paris, un des Consultans, vient de me faire part d'un fait arrivé, il y a 20 à 25 ans, au Bourg de Chailloué, près de *Séez* en Normandie. Une femme perdit son mari au bout de 8 mois de mariage, & accoucha un an après la mort du défunt. Il y eut contestation sur la légitimité de l'enfant. Le Procès fut jugé à la premiere Jurisdiction en faveur de l'Intimée, & l'enfant déclaré légitime. Ce jugement fut ensuite confirmé à *Séez*, où les héritiers collatéraux en avoient appellé, après avoir oui le rapport des Médecins & Chirurgiens de Paris, de Montpellier & autres Villes. L'avidité des collatéraux les induisit à interjetter appel en second lieu au Parlement de Rouen ; mais ils cesserent toutes poursuites, si-tôt qu'ils eurent eû l'avis des plus célébres Avocats de cette Cour, qui étoient contraires à leur prétention.

Dans l'instant où mes *Nouvelles Observations sur les Naissances tardives*, & la *Consultation* qui leur donne la plus grande force, sont sur le point de paroître, j'apprends par une Lettre de M. Gerbier de Vologé, Défenseur des droits de Renée & du Fils de Charles, que cette illustre Malheureuse, succombant à sa douleur, est morte le 7 du mois de Février dernier.

Signé, LE BAS.

F I N.

dis-je, verront, je crois, avec plaisir, prendre la défense de la légitimité des naissances tardives. Les Auteurs ont établi dans ces ouvrages, sur des raisonnemens plausibles, sur des décisions de Cours Souveraines, de Jurisconsultes, de Naturalistes & de Médecins, & ont démontré par un nombre de faits, que l'accouchement peut être retardé, & l'a été en effet & plusieurs fois, beaucoup au-delà du terme le plus commun. Il semble qu'on ne peut refuser d'admettre leurs conclusions favorables à l'innocence, qui ne doit pas recevoir d'affront, le crime dût-il être quelquefois impuni; qu'en faisant voir évidemment qu'ils ont mal raisonné; que tous les faits, soit ceux qui sont cités, soit ceux qu'on a omis, quoique imprimés, sont absolument faux, & qu'un accouchement à douze mois non-seulement n'est jamais arrivé, mais même n'a pas encore pu arriver. Je pense qu'on peut permettre l'impression de ces Observations & de la Consultation; &

qu'après

qu'après les ouvrages qui n'admettent point d'enfant né légitimement au-delà de dix mois & dix jours , ceux-ci font néceſſaires pour raſſurer ſur leur réputation les femmes ſages qui ne feroient pas accouchées au bout de ce tems précis de ſéparation de leurs maris , & qu'un retard de quelques jours de plus que les dix mois dix jours , & qui n'eſt pas moins admiſſible , pourroit rendre malades ou même jetter dans le déſeſpoir s'il ſuffiſoit pour les deshonorer & priver les enfans de leur état. A Paris , ce premier Février 1765.

L'EBEGUE DE PRESLE,
Docteur - Régent de la Faculté
de Médecine & Licencié en Droit
Civil & Canonique en l'Univer-
ſité de Paris , Cenſeur Royal
des Livres.

Fautes à corriger.

PAge 2 lig. 16 & 17, puisqu'il y en naît, *lisez* puisqu'il en naît.

Page 6 lig. 9, l'opération, *lis.* les opérations.

Page 9 lig. 9, même d'un jeune, *lis.* ceux même d'un jeune.

Page 18 lig. 6, éet Auteur, *lis.* ces Auteurs.

Page 19 lig. 10, otdinaire, *lis.* ordinaire.

Page 33 lig. 15, la pénétrent, *lis.* le pénétrent.

Page 34 lig. 18, Gallicke, *lis.* Gœlicke.

Page 35 lig. 5, vû, *lis.* vue.

même pag. lig. 20 & 21, contrarieté, *lis.* contrariétés.

Page 40 lig. 14, ce qui étoit requis, *lis.* que ce qui étoit requis.

Page 43 lig. 17 & 18, il en est de même, *lis.* il n'en est pas aussi communément de même.

Pag. 46 lig. 3, suivant, *lis.* si, suivant.

Page 49 lig. 23 & 24, aux deux extrémités, *lis.* à ces deux extrémités.

Page 59 lig. 2, ordinaire, *lis.* commun.

Page 70 lig. 18, Gofei, *lis.* Govei.

Page 77 lig. 9, auroit, *lis.* auroient.

Page 93 lig. 9, la contredisent, *lis.* les contredisent.

Page 97 lig. 4, prolongés, *lis.* prolongées.

Page 98 lig. 20, éleva, *lis.* a élevé.

Page 105 lig. 17, Fretagius, *lis.* Freitagius.

même pag. lig. 24, Fritagii, *lis.* Freitagii.

Page 108 lig. 17, gtaviditate, *lis.* graviditate.

Pag. 109 lig. 20, ulteri, *lis.* uteri.

Page 110 lig. 6, secundnm, *lis.* secundum.

Pag. 113, la lig. 15 doit être supprimée.

Page 119 lig. 4, vivisset, *lis.* vixisset.

même pag. lig. 17, tertiâ, *lis.* decimo tertio.

Page 124 dern. lig. on peut, *lis.* on ne peut.

Page 130 *lig.* 13, fut confirmée des Médecins, *lis.* par des Médecins.